现代医院管理概论

于传云　杨　涛　张艳花 / 主编

延邊大學出版社

图书在版编目（CIP）数据

现代医院管理概论 / 于传云 , 杨涛 , 张艳花主编 .
-- 延吉 : 延边大学出版社 , 2023.4
ISBN 978-7-230-04775-3

Ⅰ . ①现… Ⅱ . ①于… ②杨… ③张… Ⅲ . ①医院—
管理—教材 Ⅳ . ① R197.32

中国国家版本馆 CIP 数据核字（2023）第 069009 号

现代医院管理概论

主　　编：于传云　杨　涛　张艳花
责任编辑：徐晓霞
封面设计：文合文化
出版发行：延边大学出版社
社　　址：吉林省延吉市公园路 977 号　　　邮　编：133002
网　　址：http://www.ydcbs.com　　　　　　E-mail：ydcbs@ydcbs.com
电　　话：0433-2732435　　　　　　　　　传　真：0433-2732434
印　　刷：天津市天玺印务有限公司
开　　本：787 毫米 × 1092 毫米　　　1/16
印　　张：9
字　　数：200 千字
版　　次：2023 年 4 月第 1 版
印　　次：2024 年 3 月第 2 次印刷
书　　号：ISBN 978-7-230-04775-3

定　　价：45.00 元

前　言

改革开放以来，我国的医院管理和改革取得了显著成效。特别是进入20世纪90年代后，社会主义市场经济体制的逐步确立和发展，社会医疗保险制度的逐步推广和完善，医疗机构管理方面的法律法规的颁布、实施，以及医疗机构等级评审、分级管理的实行，强化了对医疗市场和医疗行为的法制化、规范化管理。在不断发展和变化的新形势下，广大医院管理工作者必须进一步提高医院管理的科学化、规范化、法制化水平。

社会经济的发展使人民群众对医疗服务的需求和期望不断提高，医院的功能与任务也随之发生了变化，因此医院管理理论和方法需要创新与变革。医院管理者必须关注医院管理的发展趋势与改革方向，主动调整医院的经营理念和发展战略，完善医院内部管理机制，以适应社会经济发展的需要、人民群众对医疗服务的需求以及政府对医疗服务宏观调控的要求。

本书的宗旨是系统介绍近年来我国医院管理实践中应用广泛或正在逐步引入的医院管理理论与方法。书中先对医院管理学的概念、医院组织结构及人员管理等内容进行了简要介绍；然后从医院的设备、财务、人力资源三个方面分析了医院管理的理论与方法；最后从内容、措施，医疗风险和"双控双降"等角度出发，介绍了医疗质量管理的相关内容。

本书力求将理论与实践相结合，以适应我国卫生管理专业的学员、医院管理者、卫生行政管理者、医院管理教学与研究者的学习和运用需求。在编写过程中，由于编者水平有限，书中难免存在疏漏和不足之处，恳请专家、学者和读者朋友们批评指正。

CONTENTS 目 录

第一章 绪 论

第一节 医院管理概述

在各种社会组织中，管理活动都是按照一定的规律进行的，而且这个规律不因组织性质、类别的不同而不同。管理的任务就是设计和主持一个体系，使共同工作的人能用尽可能少的支出实现既定目标，其本质是放大所管理的系统的功效。

一、医院管理者的职能

无论哪个层次的医院管理者，他们的基本职能都是相同的，都包括计划、组织、人员配备、指导与领导、控制这五大类。但不同层次的医院管理者在执行这五大职能时，各有侧重。医院上层管理者的职能以计划与控制为主，而中、下层管理者的职能以组织、人员配备、指导与领导为主。

（一）计划工作

计划工作是指根据实际情况，通过科学的预测，权衡客观上的需要和主观上的可能性，提出在未来一定时期内要达到的目标以及实现目标的方法。医院的计划工作包括制定医院的目标或使命。一般来说，医院的目标和使命可用一两句话来概括，而且在相当长的一段时间内不会改变。在总体目标的指导下，医院确定一定时期内的目标，即整个活动应取得的具体成果，以及实现这一目标的战略。在医院管理中，政策、办事程序、规章、项目规划和预算也是计划的几种类型。

在计划工作中，医院管理者首先要考虑医院的内部环境和外部环境，分析医院各项活动及其实施情况，做出全面评价，找出医院的优势及劣势。在分析外部环境时，要考虑病人的需要、医疗市场的竞争状况、社会赋予医院的责任，以及社会伦理道德的要求，然后才能确定医院的目标、实现目标的战略及其实施方案。所选战略及其实施方案要能发挥医院的优势，能充分利用外部环境提高医院的管理效率。

（二）组织工作

组织工作是医院管理者的另一个职能，是指设计合理的组织结构，并使组织结构有效地运转起来，以实现医院的既定目标。医院的组织结构是根据医院的目标建立起来的，具有不同层次的分工与合作的权责角色结构。医院内任何个人的单独行为都无法达到医院的目标，只有通过医院人员的分工与合作，建立明确的权力和责任制度，才能实现医院的目标。

（三）人员配备

医院管理者的人员配备职能是指为医院各层级的组织机构选拔人员，并进行培训和考评。在选拔人员时，可以从医院内部选拔，可以由上级管理部门从外部选派人员，也可以公开招聘。这三种选拔人员的方法各有利弊，但不管哪一种，在选拔人员时都要做到既考虑所选人员的资格，又考虑所选人员的能力。医院在培训人员时，应使受训人员掌握一定的理论知识，并使他们学会把理论知识应用于实践。考核医院职工的工作成效时也应考虑两个方面，一方面考虑职工为完成医院目标所做的贡献，另一方面考虑医院的岗位要求。人员配备职能的三个方面（选拔、培训和考评）是相互联系的。医院在选拔人员后，必须根据岗位要求对其进行必要的培训，使其更符合岗位要求。而考评可以反映出医院职工的工作成效，它为选拔奠定了基础，为培训指明了方向。

（四）指导与领导

医院管理者的指导与领导职能是指，为促进医院职工努力实现医院目标而施加影响的过程。有人认为在正常情况下，社会压力、岗位要求和上级领导的职权能够使下属发挥其才能的百分之六十，而上级领导的才能则能使下属发挥其才能的百分之四十。在指导与领导工作中，医院管理者必须习得如何运用激励理论协调职工的个人目标与医院的目标，在实现医院目标的同时，使职工实现其个人目标，激发职工为实现医院目标而努力工作的热情。此外，医院管理者还应适时地运用各种激励因素，引导职工向实现医院目标的方向努力。

（五）控制工作

医院的控制工作是指，医院管理者为了确保医院目标的实现，而对下级工作进行衡量和评价，并在其出现偏差时进行纠正的过程。控制工作的实质是信息反馈，它有三个基本过程：① 确定标准；② 衡量成效；③ 纠正偏差。按信息来源和控制重点的不同，控制可分为现场控制、反馈控制和前馈控制；按指导思想划分，控制又可分为间接控制和直接控制。有效的控制，应使各种类型的控制相互结合，取长补短。

二、医院管理的内容

按医院的构成要素和管理职能，医院管理系统可分为组织、人事管理，医疗、技术管理，经济、财务管理，后勤保障管理，医院信息管理五个部分，而医疗、技术管理和后勤保障管理又可以进一步细分，如图 1-1 所示：

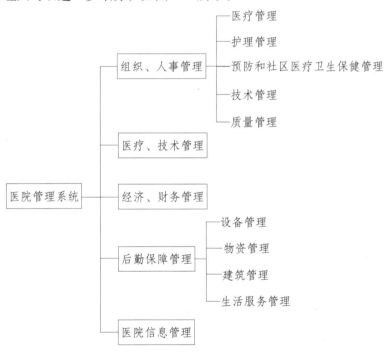

图 1-1 医院管理系统

此外，绝大多数医院的医疗、技术管理还包括医学教育管理。

（一）组织、人事管理

医院组织、人事管理的任务是建立医院的组织机构、划分各部门的职权、编配各部门的人员、编设病床，以及组织人员进行培训和考评等。

（二）医疗、技术管理

医院医疗、技术管理的任务是：有效地组织医疗服务（包括门诊医疗、住院医疗、急救医疗和康复医疗）；加强护理；控制医源性疾病；支持和参与疾病预防和社区医疗卫生保健服务；对医疗工作中的技术活动（包括医疗实践中的技术活动和对技术的开发与利用的研究）进行计划、组织和控制；对医院的各项工作的质量和医疗质量进行评价和控制。

（三）经济、财务管理

医院经济、财务管理的任务是进行经济核算，以较少的投入获得较大的产出，并合理地组织医院的收入和支出，保证医院各项活动的正常开展。

（四）后勤保障管理

后勤保障管理的任务是计划、组织和控制医院提供卫生服务所需要的设备、物资、建筑和生活服务项目。随着科学的发展、新技术的广泛应用和医院规模的扩大，后勤保障管理日益受到医院管理者的重视。

（五）医院信息管理

医院信息管理是现代医院管理的内容之一，其任务是研究如何建立医院的信息系统，如何及时地收集、贮存、处理和传送医院的医疗信息和管理信息，使医院的各部门通过信息系统连成一体。

三、战略管理的模式

医院战略管理是使医院的内部管理能力适应它的外部环境需求的过程，它对有效地（高效果和高效率）分配人力和物力资源极为重要。医院战略管理的目的是，使管理人员能制定和实施使医院达到其目标的战略。

医院战略管理模式如图 1-2 所示。模式中央是战略管理，其周围圆环上的四个方块为战略管理的四要素，即战略计划、组织结构、战略控制和资源需求，方块外则是影响四要素的各种力量和制约因素。整个模式显示，医院的战略应平衡医院内部和外部的需求，发挥医院的整体功能，并利用资源实现医院的目标和医院的价值。模式中的箭头表示战略管理四要素之间互相依赖的关系。这四个要素中的每一个要素都直接或间接地影响着其他三个要素。

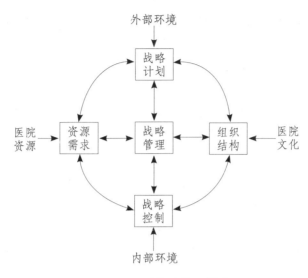

图 1-2 医院战略管理模式

（一）战略管理

战略管理在医院战略管理模式的中央，它管理着所有的战略要素，从而制定和实施医院的战略。战略管理的基础是医院的价值，如果没有认识到医院存在的价值，就不能制定医院的目的和目标，也无法制定相应的战略。

（二）战略计划

战略计划是医院战略管理与医院外部环境相互联系的关键点，制定战略计划需要仔细分析外部环境。战略计划制定者在确定外部的机会和威胁后，还要分析医院可利用的资源、医院的优势和劣势，然后确定各种战略方案，从中选择一个能利用外部有利机会和内部优势的战略方案，根据所选战略，制定具体的实施计划。

（三）资源需求

资源需求把医院战略管理与医院的资源联系在一起。医院的资源包括人力、财力、设施、仪器、土地，以及获得的信息、信誉等。医院战略计划的制定者必须处理好资源的需求、获取和分配之间的关系。在确定战略方案时，计划制定者必须考虑在给定可利用资源的条件下，所选的战略能否成功。

（四）组织结构

组织结构能够将医院战略管理与医院的现实情况联系起来。在制定战略方案时，计划制定者要考虑组织结构是否与所制定的战略相适应。因为战略不仅要适应组织的目标、劳动力状况等，还要适应各部门的操作程序、各部门的沟通关系，以及医院文化等方面。有时，医院的组织结构要适当调整以适应所选战略。此外，管理者的管理风格和运营价值观，以及高层领导对医院的远景规划，可能也是决定医院成功实施战略的重要因素。

（五）战略控制

战略控制与战略实施有关，它使医院战略管理与医院内部环境互相联系，因为它涉及对医院实施战略的结果的评价。战略控制包括两个方面，一方面是内部控制，另一方面是外部控制。内部控制主要是对医院资源和运营状况进行监督，提出改进建议，以更好地实施战略；外部控制主要是对战略的成功与否进行衡量。衡量指标可以是医院诊疗服务量、某区域内的服务份额和服务质量等。

医院战略管理理论对医院管理者制定和实施适宜的战略具有理论指导意义。无论医院的层次是高是低，规模是大是小，都应有实现目标的战略，它是实现目标的关键。

第二节　医院组织结构及人员管理

一、医院组织结构

组织结构是指机构的设置和权力划分。医院的组织结构应具有系统性、适应性。

（一）医院组织结构的特点

1. 系统性

医院组织结构是由权责分配关系构成的体系，是分级递阶的控制系统，体现的是权力运用、命令与服从的关系，一般具有由上而下、由内向外的层级体系，上级对下级有指挥权，下级服从上级。医院组织结构应合理、相对稳定，权责相适、事权明确。

2. 适应性

医院组织结构必须有利于发挥医院的职能，其职责是指医院担负的任务和责任，其功能是指医院业务及管理活动所发挥的社会效能。医院主要以业务的实际需要（包括病人的需求）、医院本身的技术力量和医院业务发展规划为依据设置业务科室。

（二）医院组织结构的形式

医院的组织结构应与医院的规模、性质、任务相适应，主要有以下三种形式：

1. 直线组织

这种组织形式的特点是不设立职能机构，一切指挥和管理职能基本上由行政负责人自己执行，有少数职能人员协助行政负责人工作。直线组织形式机构简单，责任与权限明确，指挥统一，要求行政负责人具有多方面的知识和能力。在规模较小、业务比较简单、工作不太繁忙的单位，这种组织形式比较适用。

2. 直线参谋组织

这种组织形式把管理人员区分为直线指挥人员和职能管理人员。前者拥有对下级实行指挥和发布命令的权力，并对该组织的工作负全部责任；后者是直线指挥人员的参谋，他们只对行政负责人起参谋、助手作用，对下级机构只能进行业务指导，而不能直接指挥和命令他们。直线参谋组织可以保证一个单位统一指挥，统一管理，避免多头指挥和无人负责的现象，职能机构协助直线指挥人员工作，可以提高工作效率和质量。这种组织形式也存在不足，如职能机构之间专业分工不同，如果配合得不好，会影响正常工作的进行。因此，将会议制度作为协调的一种措施是有必要的。

3. 矩阵组织

这种组织形式在直线参谋组织形式的基础上增加了按规划目标划分的横向领导系统，使横向领导系统之间可以发生联系，增强了管理的灵活性。如临床各科与中心化疗的医技科室就采用了这种组织形式。

（三）医院主要部门构成

从部门构成来看，医院的主要部门可分为诊疗部门、辅助诊疗部门、护理部门、行政后勤部门及党群组织。

1. 诊疗部门

诊疗部门是医院的主要业务部门,包括内科、外科、妇产科、儿科、中医科、眼科、耳鼻喉科、急诊科和预防保健科等,由这些部门负责住院、门诊、急诊及社区家庭的诊疗和预防保健工作。

2. 辅助诊疗部门

辅助诊疗部门包括药剂科、放射科、检验科、病理科、麻醉科、手术科、康复治疗科、功能检查室、窥镜室等。辅助诊疗部门以专门技术和设备辅助诊疗工作。

3. 护理部门

护理部门是在护理部统一领导下的护理工作体系,包括临床护理、保健护理和辅助诊疗部门护理。其中,临床护理又分为病床护理和门诊护理。

4. 行政后勤部门

行政后勤部门包括医务行政、人事、财务、总务、供应等业务职能与管理职能部门,是负责人、财、物保障的辅助部门。

5. 党群组织

我国各级医院均设有党、团、工会组织。党群组织在党组织的统一领导下,贯彻党和国家的方针政策,围绕医疗保健、教学、科研任务开展各自的工作。

(四)医院的病床编设

医院的病床数量虽不一定说明医院的业务水平,但可以反映医院的规格和收容病人的能力。医院病床编设的原则是:根据病人的医疗需要、医院本身的人员和设备条件及医院的业务建设规划,由上级卫生行政部门审定。

一般认为,城市综合医院病床的设置以不超过六百张为宜。病床过少在经济上不划算,且不利于重点专科的建设;病床过多则会增加医院的管理难度。

综合医院分科病床编设大体上有个比例关系。根据经验,我国综合医院各科床位分配比例如表 1 所示,各医院可参照该比例编设床位。有专科特长或发展某重点专科的医院,重点专科病床的比例可增加,甚至占很大的比例。综合医院专科建设主要考虑在二、三级医院进行,一级医院原则上以内、外、妇、儿科等的建设为重点。

表1　综合医院各科病床编设比例表

科别	床位比（%）	科别	床位比（%）
内科	30	传染结核科	6.0
外科	25	眼科	3.0
妇产科	15	耳鼻喉科	2.5
儿科	10	口腔科	1.5
中医科	5.0	皮肤科	2.0
合计（%）：100			

注：产科的婴儿床和急诊科的观察床另外计算。

二、医院人员管理

医院是以医务人员的科学技术才能为人民提供医疗保健服务的，医疗质量直接取决于医院内部各类人员有机构成的综合效应，特别是取决于医院业务技术骨干的技术水平和主要管理干部的管理才能。因此，要搞好医院管理，首先就要抓好人员管理。

（一）医院人员管理的特点

1. 人员与医院服务模式的结合性

医院服务必须适应社会经济发展和科学技术进步的需要，必须服从国家卫生政策，并有利于为人民群众提供医疗保健服务。医院要团结广大专业技术人员和工勤人员，充分调动他们的积极性和创造性，发挥他们的聪明才智，使人尽其才，才尽其用，适时培养和造就新的医院服务模式所需的各种人才，进一步提高医院的社会效益和经济效益。

2. 人员与各岗位要求的匹配性

现代医院已逐步成为多学科、多层次、多功能的机构。许多医院科室设置繁多，拥有大量先进的医疗仪器设备，汇集着不同类型、不同层次的专业技术人才，而要组织好这个庞大的群体，最核心、最根本的问题就是对人的管理，即如何提高医院各类人员的智力、知识、能力和医德等，使之与组织结构所规定的各种岗位的要求相匹配。

（二）医院人员的开发

医院人员的开发包括人力政策、规划和管理三个环节，具体是指人员的使用、培训和考核等工作。

1. 医院人员的使用

要合理使用医院的人员，首先要建立一个合理的人才使用系统，使人员动态地处于相应的能级之中，充分发挥医院员工的能动作用，使每个人的能力与他的工作岗位相适应，扬其所长，避其所短。其次，要根据整体优化的原则，对医院人员的结构形式进行科学、合理的组合，不但要实现每一类人员或局部人员状态的优化，而且要实现各类人员组成的整体优化，以提高工作效率和工作质量。具体的工作内容有：

（1）确定和推行职位分类制度

根据工作的性质、难易程度、责任大小和所需人员的条件，按照科学的方法对医院不同职位进行划分归类，并在此基础上制定职级规范，为录用、考核、晋升、奖惩、培训等人事管理提供科学依据。

（2）建立各类各级人员的管理制度

在明确岗位责任制的基础上逐步推行各类专业技术人员聘任制，同时建立一套切实可行、相对稳定的考核晋升制度，以正确选拔、培养、合理使用人员，打破专业技术人员职务终身制，激发各类人员的进取心和责任感。

（3）合理调配人员

根据国家现行政策，结合医院各类工作职位分类原则、人员编制原则、内部结构比例、实际工作需要、人员专业特长及本人意愿，对医院人员进行合理调配，以充分发挥其工作积极性。

（4）建立合理的奖惩制度

在严格考核的基础上，建立精神激励与物质鼓励相结合、教育与惩罚相结合的奖惩制度，这是严明纪律的保证。奖惩制度可鼓励先进，鞭策后进，调动职工的工作积极性，使医院形成奋斗进取、积极向上的风气。

（5）做好人事统计和档案管理工作

这是医院人员管理科学化的基础条件，可为医院人力资源的充实、调整和使用提供科学依据。

2. 医院人员的培训

有计划、成比例地抓好各级各类人员的业务技术培训工作，是提高医疗质量、促进医院发展的保证。主要的工作内容是：

（1）高等医学院校毕业生的毕业后教育

根据医疗工作的特点，毕业后教育分为住院医师教育、专科医师教育和继续教育三个阶段。住院医师教育是整个毕业后教育的基础，要求毕业生在三年左右的时间内能牢固地掌握临床医学的基本理论、基础知识和基本技能，练好基本功，通过有计划的轮转培训，培养严肃认真的工作态度和作风，成为一名合格的医师。专科医师教育是毕业后教育的重点阶段，是人才成长的高峰期。总的要求是巩固基础，定向发展，在实践中提高和发挥专业特长，确定专业发展方向。经过这一阶段（三年或更长时间）的教育，应能取得主治医师的专业技术职务资格。继续教育一直持续到一个医务人员退休为止，教育内容随时间推移、专业发展和任职资格的不同而不同。总的要求是在熟练掌握本专业的理论和技能的同时，开展科学研究，撰写论文和专著，拿出一定质量的科技成果，在发展医学科学方面有所成就。

（2）中、初级技术人员的在职业务技术教育

中、初级技术人员的在职业务技术教育的总的要求是更新知识，提高技能，适应工作需要，重点是基本理论、基本知识和基本技能的教育培训。医院应针对不同的年资、不同的专业技术职务，对相关人员做出不同的安排。

（3）管理干部培训

医院不仅需要大量的技术人才，还需要大量的既有专业知识又有管理才能的管理人才。对医院管理干部的培训主要采取岗位培训的形式，基本要求是使管理干部具有一定的政治水平，具备比较广泛的医学专业知识及社会学、经济学、法学等社会科学知识，了解医学科学技术的发展规律及趋势，掌握卫生管理科学的基础理论、基本知识和基本技能。

（4）后勤人员的培训

医院后勤人员的素质直接或间接地影响医院医教研防工作的质量。对后勤人员的培训是造就掌握现代管理方法和现代工程技术技能的各类专业人才，提高后勤人员的整体素质和服务工作质量的基础。培训的要求是：牢固树立为医院服务的指导思想，热爱本职工作，掌握专业知识，胜任专业工作，不断提高专业水平和技能。

3. 医院人员的考核

医院人员的考核是指对各级人员的工作表现、业务理论水平及技术能力等方面的综合评价。搞好此项工作有利于激发医院人员的上进心，使医院人员队伍保持最优的智能结构，为人员的正确使用和合理流动创造条件。

（1）考核内容

医院人员的考核内容可概括为德、识、能、绩四个方面。

德：指道德品质，包括政治品德、思想品德、医学伦理道德、工作作风、服务态度及劳动纪律等。

识：指学识，主要是指医学专业理论知识、专业技术知识和学术水平。

能：指能力，即本专业的业务能力，主要包括专业技术能力、操作能力及解决疑难医疗技术问题的能力和组织管理能力等。

绩：指成绩和效率，包括岗位工作的质量和数量、工作效率及专业技术工作的成绩和贡献等。

（2）考核方法

考核方法可分为平时考核和晋升时期的考核两大类。

平时考核：通常是先制定各类各级人员的考核标准，编写考核手册，随后从日常工作中的各个方面考评医院人员的实际工作情况。

晋升考核：在住院医师晋升主治医师、主治医师晋升副主任医师，以及副主任医师晋升主任医师的各个时期（其他专业人员也有相应的晋升时期），采用领导、专家、群众三结合的方法，对相关人员的政治、业务及外语水平等进行综合评议和定量考核，并做出符合实际情况的评价。

三、医院人员编设

（一）医院人员分类

我国医院人员的职类大体可分为：卫生技术人员、工程技术人员、工勤人员和行政管理人员。

1. 卫生技术人员

我国医院卫生技术人员根据业务性质分为四类：

（1）医疗防疫人员（包括中医、西医、卫生防疫、工业卫生、妇幼保健等）；

（2）药剂人员；

（3）护理人员；

（4）其他卫生技术人员。卫生技术人员是医院的主体，是完成医疗任务的基本力量。

2. 工程技术人员

工程技术人员是随着医院的逐步现代化而增设的。他们的主要任务是：对医院建筑、装备、设施进行规划、选择、维护、监视和研制，以保证医院各种现代化装备与设施的正常运行。医院所需的工程技术专业大体上有：生物医学工程、医疗设备工程、建筑工程、机械工程、电子、供电和电气设备、水暖、制冷和空调、净化处理、电子计算机、医疗器械、核子设备、激光、计量等专业。

3. 工勤人员

工勤人员种类繁多，一般根据实际需要进行设置。它包括：

（1）具有国家有关部门颁发的技术等级证书的技术工人（如水电工、锅炉工、驾驶员、厨师等）；

（2）虽不具备国家有关部门颁发的技术等级证书，但已经经过专业培训，掌握一定专业知识和技术的熟练工人（如电话接线员、电梯工、打字员等）；

（3）从事一般工作的辅助工人（如环卫、洗衣房、食堂等部门的一般工人）。

4. 行政管理人员

行政管理人员（包括党群工作人员）是医院工作的指挥和管理人员。医院所设行政管理人员有院长、副院长，以及行政科室的主任、副主任、科长、秘书、干事、管理员、文书等。党群工作人员按实际情况设定。

（二）目前医院卫生专业技术岗位设置的不足

在医院内部科学、合理地设置专业技术岗位，确定各级人员的结构比例，是医院合理配置专业技术人员的重要依据，也是医院实行并完善专业技术职务聘任制的重要前提和基础。目前，我国医院的专业技术职务聘任基本上实行职务岗位限额制，这种做法在一定程度上背离了"因事设岗"的原则，忽视了岗位设置的实际需要，带有一定的盲目性和随意性。

第二章　医院设备管理

第一节　医疗设备概述

20 世纪末，科学技术加速发展，新学科、新技术、新发明似雨后春笋般涌现。高新技术以医疗设备的形式，进入医疗技术领域，推动了医学科学技术的发展。科学技术的高度分化与综合，在医疗设备中也有明显的体现。

一、现代医疗设备的特点

（一）综合化程度提高

现代化医疗设备往往是结构复杂、加工精细、技术精度非常高的仪器设备。"专项测定""一次性使用""无维修设计"等中、小型医疗器械的出现，是科技分化的体现。而光、机、电、计算机、新材料等高新科技成果，多学科综合应用的大型医疗设备，如CT、MRI（核磁共振成像）、伽马刀等，是多种科技综合的产物。它们有精密的设计、复杂的结构、智能化的电脑控制系统、全自动的数据—图像处理系统，使医疗设备具有技术精度高、运转速度快、操作程序化、数据处理自动化，以及稳定性、重复性强的特点。

（二）技术更新周期缩短

科技的发展使知识的更新周期大大缩短，从而使医疗设备的技术寿命也相应缩短。技术的更新，使新技术、新型号、新品种的医疗设备不断出现。以 CT 为例，从第一台样机临床试用至今，产品性能不断改进，新产品扫描图像的时间已大大缩短，甚至可用于心脏的动态扫描。

（三）趋向结构一体化、操作自动化

随着大规模集成电路成本的下降，医疗设备中大量的电子线路结构已逐渐由一体化组件构成，使设备的稳定性、可靠性大大增强，维修简便易行。由于计算机技术的广泛应用，医疗设备的智能化程度有所提高，操作实现自动化。如自动生化分析仪，只需要把样品按规定输入，仪器就能根据设定的程序，进行自动检测，并把处理好的数据打印在记录纸上。操作自动化是当今医疗设备的一个显著特点。

（四）性价比提高

科技进步、市场竞争及大规模的自动化生产，使医疗设备的性能、质量有了较大的提高，而制造成本及使用维护费用却有所降低，从而使医疗设备总体的性能、价格比有所提高。这不但有利于提高医院的医疗技术水平，而且有利于减轻患者的负担。

二、医疗设备的发展趋势

随着科学技术的不断发展，医疗设备的原理、结构和性能不断地发生变革，其发展趋势如下：

（一）诊断的精确度逐步提高

医疗设备是医生诊断疾病的重要手段和工具，只有具有高度的精确性，才能保证诊断的准确性。医疗设备诊断的精确度从一般性逐步向准确定量和定位的方向发展，从常量分析逐步向微量分析和超微量分析方向发展。而且检测的时间越来越短，患者承受伤害的程度大大降低。

（二）治疗的方法和手段更加先进

医疗设备作为医生为患者治疗疾病的工具和手段，要具备以下作用，即既能治好疾病，又能尽量减少患者的创伤和痛苦。新型治疗设备逐步从大创伤到小创伤，从小创伤向无创伤方向发展，治疗的方法与手段更容易被患者接受。例如，无痛分娩、无痛肠镜检查等新技术的出现，就很好地体现了这种趋势。

（三）操作更为简便、直观和快捷

电脑与自动化技术的应用，使医疗设备更加智能化，能实时测试，实现图文并茂的"菜单"化操作选择，如感应触摸式指令输入、数字显示、自动数据处理、储存及打印，使操作更为简便、快捷。

（四）体积小型化、功能多样化、环境要求简易化

大型医疗设备的体积逐步向小型化、微型化方向发展，功能向多样化、实用化方向发展。遥控式、电话传输式、长时间全方位监控式的设备正在逐步研制，并投入使用。医生能在患者自然生活的状态下，实现对患者身体状况的监控。先进的医疗设备对环境条件的要求大大降低，对环境的污染也大大减少。

三、医疗设备的功能分类

（一）诊断设备类

诊断类医疗设备包括 X 射线诊断设备、功能检查设备、超声诊断设备、核医学诊断设备、内窥镜检查设备、实验诊断设备、五官科检查设备、病理诊断设备等。

（二）治疗设备类

治疗类医疗设备包括病房护理设备、手术设备、放射治疗设备、核医学治疗设备、理疗设备、激光设备、低温冷冻治疗设备、透析治疗设备、急救设备及其他治疗设备。

（三）辅助设备类

医疗辅助设备包括高温高压消毒灭菌设备、中心吸引及供氧系统、空调设备、制冷设备、血库设备、超声波洗涤装置、制药机械设备、医用数据处理设备、医用摄影录像设备等。

第二节 医院设备管理概述

现代医学的飞速发展，在某种意义上依赖先进医疗仪器设备的诞生和使用。先进医疗仪器设备的使用，一方面大大提高了医院的诊疗水平，另一方面使医学研究进入了分子时代，使医学科研成果实现了质的变化和进展，促进了诊疗水平的提高。国外有学者认为医院已进入"仪器设备时代"，可见医院设备及其管理的重要性。医院的建设和发展既需要高水平的医学人才，又需要先进的医疗仪器设备，只有这样医院才能满足人民群众的医疗需求。

一、设备管理的意义和作用

（一）医疗设备是医疗技术的重要支持条件

医院医疗技术水平主要取决于两个方面，一是"硬件"，即物质条件保障系统，二是"软件"，即医疗技术人才，两者缺一不可。医疗设备是"硬件"中的关键，拥有一流医疗技术的现代化医院一定有反映现代化科学技术水平的医疗设备。

（二）医疗设备是开展医疗技术服务的工具和手段

"工欲善其事，必先利其器。"医疗设备是医院开展和实施医疗技术服务的工具和手段。医院是以患者为对象、以医疗技术诊治疾病的场所。现代医疗技术的发展，使人们对人体和疾病的认识从整体、细胞水平深入到分子、亚分子水平。没有先进的医疗设备，就很难达到正确诊治疾病的目的。事实证明，随着医疗技术的不断发展，在先进医疗设备的配合下，大量的疑难杂症得到了准确诊断和彻底治疗，给患者带来了福音。

（三）医疗设备是提高医疗技术水平的技术保障

现代科技的发展已经证明，医疗设备对提高医疗技术水平、推动医学的发展有十分明显的作用。先进的新型医疗设备的问世，加速了医学科学和医疗技术的发展，并使医疗水平提高到一个新的高度。

二、医院设备管理的原则

（一）动态管理原则

动态管理原则是指医院医疗设备的管理应该因地制宜、因人制宜、因事制宜，即应该根据实际情况，对不同类型、不同科室和不同性能的仪器设备采取不同的管理方法。有时甚至要根据不同的需要（如临床诊疗需要、研究工作需要或学科建设需要）制定不同的管理办法和政策。医院医疗仪器设备的管理要有导向性，要根据医院发展的目标制定配置规划。

（二）系统管理原则

系统管理是指要把医疗仪器设备管理作为医院管理系统的子系统，要树立整体观念，从整体功能的发挥和整体效益的大小，而不是从局部功能和局部效益来考核仪器设备管理的成效。同时，在决定是否要购置装备某仪器设备时，也必须从整体资源条件、技术条件、管理条件和市场条件来考虑，并进行优势分析，避免设备的不合理配置。

（三）经济管理原则

经济管理原则是指必须按照经济规律办事、按照价值规律办事。医院仪器设备管理，包括购置、使用、保管、领取、维修、更新过程，都应进行经济核算，讲究效率，发挥资源效用。

（四）开放协调原则

开放协调原则是指在仪器设备管理中应坚持开放观念，充分提高资源利用率，重视利用仪器设备进行信息交流和反馈，提倡资源共享。进行仪器设备管理，决不可采取"闭关自守"的落后政策和封闭措施，尤其要防止少数科室或人员把购置先进仪器设备作为谋取小集团利益或个人利益的手段。

三、医院设备管理职能机构及其主要职能

随着医院医疗仪器设备在数量和质量上的发展，绝大多数医院已建立了独立的设备

管理职能机构——设备科（处）。设备科（处）在院长的领导下，在副院长的具体分管下开展工作。同时，为保证医疗仪器设备购置的正确性和管理的有效性，医院成立了以专家为主体的医疗仪器设备管理委员会。由于医院医疗仪器设备的结构、工作原理与功能越来越复杂（尤其是大型医疗设备），较多的仪器设备维修都依赖生产与销售的厂商，因此目前许多医院设备科（处）的维修职能已有所弱化。

医院设备科（处）的主要职能如下：

根据医院发展规划目标和医疗、教学、科研工作的需要，制定医院仪器设备的装备规划和分阶段执行计划。

根据各临床、医技科室申购计划和储备情况，编制年度采购计划，呈报院长批准后执行。

制定医院仪器设备管理规章制度和具体管理办法、实施细则。

组织实施医院仪器设备的装备规划，切实做好仪器设备管理过程中的采购、订货、验收入库、安装调试、领发使用、维修保养、调拨转让、更新改造、报损报废、计量检查、统计上报等一系列日常业务工作。

组织进行医院仪器设备管理过程中有关信息资料的收集、整理、综合、分析、保存、检索等工作，为医院领导提供相关决策依据。

组织和帮助医务人员掌握使用仪器设备的方法和要领，掌握有关医学工程技术的知识。

协同医务人员合作开展有关仪器设备的技术革新和科学研究工作，推动医疗技术开发和新设备研制等。

严格执行规章制度，遵守医院职业道德规范，避免仪器设备购置过程中出现不正之风，努力提高经济效益。

四、医院设备管理的主要内容

医院设备管理是对仪器设备物质运动形态和价值运动形态全过程的管理，主要内容包括装备管理、技术管理、经济管理和政策法规管理。

第三节 医院设备的装备管理

医院设备的装备管理是指对设备从落实资金和预算、查明需要，经过综合平衡、编制计划、选型订货，直至到货这个全过程的管理。要想做好装备管理，必须进行充分的调查研究，选取最优的装备方案并加以实施，才能合理使用资金，为临床医疗工作提供最恰当的技术装备。

一、装备管理

（一）中长期装备规划

从管理的角度来说，每所医院都应有三年、五年的远景规划，在这个规划中必须考虑医院规模的扩大、人员的增加、科室的发展、业务的增长，以及医疗装备的更新、改造和更大的投入等问题。实践表明，医疗装备的投入和医疗质量的提高与业务收入的增加有密切的关系。

（二）年度购置计划

年度购置计划是下一年度医院的装备计划。它是医院领导根据当年度及下一年度医疗、教学、科研的总目标，业务发展计划，各科室的需求及资金情况，从全局出发，综合平衡后确定的计划。年度装备计划有利于既确保重点，又照顾到全局；有利于大型设备的更新、改造和再投入；有利于科室间的平衡；有利于资金的合理安排和利用；有利于领导集中精力抓重点。

（三）平时的临时申购

在年度计划执行过程中，由于形势任务的变化或有新的科研课题出现，医院必然要对年度计划进行必要的修正和适当的补充。这就要通过平时的临时申购工作来解决。具体做法是：由使用科室填报仪器设备申购表，写明用途、配套条件、人员培训、收费标准等事项，再由设备管理部门审核提出意见，并报医院领导批准后购置。

（四）常规设备材料的计划管理

对使用量大、品种规格比较确定的常规医疗材料，如 X 线胶片、一次性输液器、注射器、敷料、试剂等，可由管理部门的经办人员根据上年度常规医疗材料的使用情况并充分估计医疗业务的发展趋势后，按品种、规格、数量及估计金额等制定月度及年度购置计划，经设备管理部门审核并报医院领导批准后执行。

对不能确定购买计划的医疗设备材料，可在需要补充或增添时，按临时申购的办法，按审批权限报批后执行。

二、医疗设备的装备原则

我国有各种类型、各种规模的医院，各医院的任务、技术状况和条件不同，仪器设备的装备标准也不完全一致，但有一些基本原则是所有医院需要共同遵守的。

（一）有证原则

医院所选购的医疗仪器设备必须具有医疗器械产品注册证。这些产品应该是经医疗器械行政管理部门审核合格并准入市场的产品。不能购买无证产品。

（二）经济原则

所谓经济原则，即按经济规律办事，讲究投资的经济效益，厉行节约，降低成本，减轻患者的经济负担。

1. 确定价位

购买仪器设备时，首先要确定价位，即出多少钱去完成这项装备购置工作。在科技发达的今天，同类产品到处可见，国外有，国内也有；大公司有，小公司也有。到底买哪家的产品，首先要考虑医院拥有的资金。

2. 首选国内产品

若国内产品的性能、质量能够满足要求，就不必引进国外产品，只进口关键主机即可，其配套附属设备可在国内购买。这样既能达到目的又能节约大量资金。

3. 追求高的性能价格比和低的成本消耗

在评价各厂商之间产品的优劣的时候，性价比是一个重要的指标。我们希望在满足临床使用要求的前提下，尽量降低机器的价格，即追求高性价比。

另外，仪器设备投入使用后还有一个维持成本的问题，如水、电、汽、人工、材料消耗等。特别要考虑消耗材料的来源与依赖性，引进国外设备，使用国内消耗性材料，是低成本消耗的选购原则。

（三）实用原则

1. 技术先进

技术先进是指该产品采用的原理、结构具有科学性、先进性，技术参数在同类产品中比较领先，要避免因信息滞后而引进淘汰产品。

2. 产品成熟

产品成熟是指该产品为非试制品，已经过临床大量实践检验，有坚定的用户基础。不要轻易采用厂商首次推出的试制品，也不要轻信厂商的广告宣传。

3. 质量上乘

质量上乘是指产品的可靠性、安全性及耐用性在同类产品中是领先的。

（四）功能适用原则

功能适用就是充分利用和发挥仪器设备资源的作用，从临床实际工作出发，选择比较实用的功能，过多地选择不常用的功能是不合适也不经济的做法。例如，选购门诊一般检查用的仪器设备就应遵循功能适用原则。

三、医疗设备的选择和评价

设备选择是医院设备管理的一个重要程序，无论是对新医院的基本建设还是对老医院的设备更新都很重要。在选择设备时，必须充分考虑下列因素：

（一）需求评价

购置此项设备是否合理；为什么要购买；购买需求是否迫切；有无其他可供选择的代替办法，譬如内部有无潜力，能否将原有的设备修复并使用。

（二）可能性

可能性主要指三个方面：第一，资金来源，即经费是否落实。我国医院购置设备的主要资金来源是医院的业务收入，必要时可采取租赁、分期付款等方式来弥补资金不足。第二，硬件条件，是否有足够的空间、条件供设备使用，包括水、电、气等。第三，技术条件，即医院目前是否具有使用设备的条件，有无维护、维修设备的技术人员。若不具备这些条件，则不应急于选购。

（三）技术评价

国内是否已生产该设备，其质量如何。如需引进，应仔细了解国外有哪些国家在生产该设备，罗列国别、厂商、型号，以及各型号的价格、性能、成本、效益等，进行权衡，选择物美价廉的设备。

选购设备时，要注意从实际需要出发，不能盲目地追求高、大、精、尖，应讲求实效。对于设备的引进，要注意不能引进国外已经淘汰或将要淘汰的仪器设备。选型时应注意主机和标准附件的完整性。

（四）维修性

维修性主要指两个方面：第一，应选择维修性能好的设备，即设备结构合理，零部件组合合理，易于拆卸修理，零部件互换性强；第二，应优先选择售后服务好的厂商或代理商，即当设备出现问题时，能及时上门提供高质量维修服务的厂商或代理商。

（五）经济性评价

1. 最佳寿命周期费用

最佳寿命周期费用是指设备费用效率（或称费用效果）最高时的寿命周期费用，这时寿命周期费用最经济。其计算公式如下：

设备费用效率 = 设备综合效率 / 寿命周期费用

寿命周期费用由设备的生产费和使用费组成。生产费是指从设备设计、制造、调试、运输直至安装为止所发生的全部费用，在实际工作中称设备购置费；使用费包括维护、能源消耗、环境保护、保险、教育培训、技术资料等所需的费用。

设备的综合效率，不仅指生产效益，还包括设备的可靠度、维修度、时间可利用率、能源消耗、安全性、人机因素等系统综合效率。

2. 投资回收期

投资回收期是指医院使用设备获得的收益达到其投入的总额所需的时间。其计算公式如下：

设备投资回收期 = 设备投资总额 /（每年工作日数 × 每日工作次数 × 每次收费数）

在其他条件相同的情况下，投资回收期越短越好。

3. 费用比较法

费用比较法又可分为现值法、年值法和终值法。

现值法：将每年的设备使用费折算成设备购置后投入使用的第一年年初的价值——现值，加上设备投资额。据此进行不同设备寿命周期总费用的比较，从中选优。

年值法：将设备购置时的最初投资换算成相当于使用期间每年支出的费用，再加上每年的平均使用费用，得出不同设备每年应分摊的费用，然后进行比较。

终值法：将不同设备的最初购置费和每年的使用费的总和（设备的最初购置费 + 每年的使用费），折合成最末一年的价值——终值，然后进行比较。

四、医疗设备的购置

（一）医疗设备的购置途径

1. 集中订货

国产医疗设备可以在全国性医院设备订货展销会上购买，大部分医疗设备均可通过此途径购买。进口设备只能在对口的国际医疗器械展览会上，在外贸公司的协助下集中订货。

2. 市场采购及零星订货

随着市场经济的发展，国产医疗设备的销售走向市场化，由商业部门或生产厂家自行推销。对于部分进口医疗设备及配件，可由商业部门大批量进口并零星出售，从而满足医院的需要。

3. 协作调剂和转让

对于少量急需的医疗设备及配件，有的医院一时采购不到，无法满足医疗上的紧急需要，而有的单位暂时不一定使用或积压在库，此问题可通过协作调剂的中介机构和网络，以内部调剂或转让的方式及时解决。

（二）医疗设备的购置方式

1. 现货交易

这是市场零星采购中常用的一种方式，即以商店标价为依据，用现金或支票等结算，当场验收、及时提货的直接交易方式。

2. 合同签订

在大型医疗设备订购及批量购置设备的过程中，为维护买卖双方的利益，经常采用签订经济合同的方式。双方应根据《中华人民共和国合同法》（以下简称《合同法》）的有关规定，进行协商，在双方对各项具体条款达成一致的情况下，按规定的格式签订具有法律效力的书面协议。合同应条款齐全，权利义务关系明确，一经法人或代理人签字，双方都必须严格履行。

3. 招标采购

招标采购是国际贸易中常用的先进方式。它能引起厂商之间的激烈竞争，使用户得到较多的优惠条件。招标适用于大型医疗设备或大批设备的中长期采购（为降低采购成本，一次签订，多次要货）。国际财团、组织或银行的资助项目，一般都要通过公开招标才能认定订购项目。所谓招投标，是指用户（招标人）通过有关机构和媒介事先发出通知，说明购置医疗设备的要求和条件，写好招标文本，邀请厂商按一定程序前来购买招标文件，做好投标准备，投标人根据招标文件中规定的时间和提出的要求、条件填好投标文本，提出具有竞争力的优惠条件，以争取中标，达成交易。招标人根据回收的标书，通过公正、合法的专家评标，选择条件最优越的一个投标人，作为购买医疗设备的成交伙伴。这种方式虽然手续烦琐，但却是比较先进、科学的一种购置方式。

第四节　医院设备的使用管理

医院设备的使用管理是指设备从到货起，经过验收入库、出库发放、财产账目、技术档案、使用率调查等一系列程序，直至设备报废这一全过程的管理。购置设备的目的是使用，仪器设备只有在使用过程中才能发挥其作用。而且，在设备物质运动的全过程中，使用所占时间最长，所以使用管理是一个重要环节。这个环节的任务，可以概括为两个方面：保证设备的安全，包括数量上的准确性和质量上的完好性，以便完整地保持其使用价值；提高设备的使用率，充分发挥设备的医疗效能，追求更高的社会效益和经济效益。

一、医院设备的常规管理

（一）建立规范化的固定资产账务及卡片

医院设备属于医院的固定资产，为便于清产核资及管理，常采用账、卡双重制。设备管理部门的设备账务要与财务部门固定资产总账内的设备账务相符（账账相符）。设备管理部门对医疗设备可自立账务系统，设立总账、分类账和分户账。为便于使用科室对设备进行清点和核对，每台设备在建账的同时，又设有内容相同的正副设备卡片。正卡保存在设备管理部门，副卡随设备的流动而转移，直至设备自然寿命终止而报废，正副卡片与账务同时注销。每次清产核资，必须做到设备账务、卡片与实物三相符（账、卡、物相符）。

目前，医院设备的账务管理开始利用计算机信息系统，逐步实现计算机数据库代账，只要输入的数据正确，操作无误，设备的清产核资、对账、统计、报表和查询等都能做到实时处理，达到事半功倍的效果。

（二）做好医疗设备技术档案的统一管理

医疗设备的技术档案是启动设备，使其发挥功能的钥匙以及维修时寻找故障的指南。一旦丢失，设备前期管理的文件将消失，设备使用会出现困难，维修更是无从下手。技术档案资料应包括申购审批文件、可行性论证报告、谈判计划及记录、购置合同及附件、到货装箱单、技术验收记录、使用说明书及图纸、使用维修记录及其他技术资料等。设备处于使用阶段时，设备技术档案原则上可由设备管理部门统一管理。设备报废后，技术档案按序装订成册，交由医院技术档案管理部门收藏管理。

（三）制定和健全设备管理的各项规章制度

制度是管理的依据，是生产效益的保证。只有不断完善和健全医疗设备管理的各项规章制度，才能实现设备科学管理的目的。

根据上级主管部门对设备管理的有关文件，对照医院等级上的具体要求，结合医院的实际情况，制定设备管理的各项制度和规定。设备管理的规章制度应包括：医疗设备申请及审批的程序；采购、谈判、验收、仓储及供应制度；医疗设备技术档案管理规定；医疗设备使用、维修制度；医疗设备计量管理规定；医疗设备报损、报废及赔偿条例；中心诊疗室（实验室）的管理制度；设备对外协作与服务的管理办法以及设备使用安全管理制度、环保制度等。

二、技术管理

医疗设备使用管理中的技术管理是医疗设备完好运行、发挥效能的保障，是提高设备完好率的有力保证。设备的技术管理贯穿设备使用前、中、后三期的管理之中，从前期的可行性论证和谈判，到中期的使用操作、功能开发和维修，以及后期的报损、报废的技术鉴定，都离不开技术管理。设备使用阶段的技术管理主要包括技术验收、操作技术培训和维修三个方面。

（一）医疗设备的技术验收

医疗设备直接用于临床医疗服务，时刻关系到患者的安危。因此，需要认真对待医疗设备的技术验收。一般的技术验收包括数量验收与质量验收两个方面。

1. 数量验收

根据合同（发票）及装箱单上所列的品名、数量，逐一对照实物，进行清点验收。清点的同时，须仔细检查设备及附件的外观，如漆膜有无撞击性损伤和改变。清点中发现数量不足或有损坏之处，应一一记录在案，以便日后进行数量索赔。

2. 质量验收

在认真阅读设备技术资料及使用说明书后，弄懂所有技术指标的含义，以及测试条件、测试仪器和测试方法，按规定要求安装、调试设备，逐个测量技术参数并记录在案，对照设备出厂技术指标及允许误差范围，分析评估设备的质量状况，得出验收鉴定结论。对达不到原定技术指标的医疗设备，可进行质量索赔。

大型医疗设备往往由厂商派技术人员到医院实地开箱、安装、调试及测定技术参数。医院必须及时提供安装场地，满足设备运行的环境条件，医疗技术人员应共同参加设备的安装、调试及技术参数测定工作，将技术标准作为同意验收的依据。

（二）医疗设备操作的技术培训

医疗设备的使用操作、维护保养及管理应定点由专人负责。实行中心化管理的通用性医疗设备，可根据各科室的工作需要，由科室指定的医技人员自行上机操作。然而，无论是专人操作，还是多人操作，所有上机操作的医技人员，都必须经过上机操作培训和考核，未经上机培训或考核不合格者，一律不准操作。

设备操作的技术培训应包括：了解医疗设备的基本原理、结构及主要功能；使用操作的规程和方法；正常运行状态与非正常运行状态的鉴别和处理，以及测试结果的正确分析等内容。对于考核合格者，可为其发放自行上机操作许可证。

（三）医疗设备的日常维护保养与修理

正确使用医疗设备和坚持对设备进行日常维护保养与修理，是延长设备自然寿命及提高设备完好率的关键。设备的日常维护保养与修理，都必须在设备维修记录本上进行详细记录，以备日后检查分析。

1. 医疗设备的维护保养

设备的维护保养是指在日常运行过程中，必须经常（或定期）对影响设备功能和精度的某些不正常状态进行技术处理，如对脏、松、漏、卡、堵的情况，进行擦洗、上油、疏通及调整等技术处理，使其恢复功能和精度的日常例行工作。一般性的技术维护保养工作应列入操作规程，由设备的操作者自行解决。

2. 医疗设备的维修

医疗设备与其他仪器设备一样，在使用过程中会出现各种各样的故障，必须立即进行维修。维修方式有以下两种。

康复性修理：即故障发生后，才考虑到要排除故障。这是一种消极的事后被动式修理方式，它的特点是故障波及范围大、零件损坏多、修复时间长、消耗费用大。

预防性维护：即在设备损坏之前，除操作者的日常维护保养以外，还定期由工程技术人员对医疗设备进行不同程度的例行技术检查，及时更换即将损坏的零部件，调整和修复小的故障。预防性修理不仅可以及时了解设备运行的技术状态，还可以避免出现突然性的大故障，是一种科学的超前式修理方式。

（四）医疗设备的更新改造

设备的磨损与设备的寿命是设备更新、改造的重要依据。

设备的磨损有两类：一是有形磨损（也叫物质磨损），主要是使用磨损与自然磨损；二是无形磨损。后者一般在两种情况下产生：① 仪器设备的技术结构、性能没有变化，但由于设备制造厂劳动生产率的提高，新设备的再生产费用下降，随着新设备的推广使用，原有同种设备发生贬值；② 由于具有更高诊治能力的新设备的出现与推广，原有设备的经济效能相对降低，原有设备发生贬值。有形磨损导致设备的物质劣化，无形磨损导致设备的经济劣化。

设备存在三种寿命：一是设备的物质寿命，这是物质磨损决定的使用寿命，即设备从开始使用，由于物质磨损，设备发生老化、损坏，直到报废所经历的时间。一般来说，设备的物质寿命较长，延长设备物质寿命的措施是修理。二是设备的经济寿命，这是设备的使用费用决定的设备使用寿命。在设备的物质寿命后期，借助高额的使用费用来维持设备继续使用的状态在经济上往往是不合理的。三是设备的技术寿命，是指设备从开始使用直至因技术落后而被淘汰所经历的时间。现在更多的情况是，由于科学技术迅速发展，原有设备尚处于使用过程中，就出现了技术更先进、价格更低的新型设备，从而使现有设备在物质寿命尚未结束时就被逐步淘汰。

第三章　医院财务管理

第一节　医院会计核算

一、医院收入管理

（一）医疗收入的核算

医疗收入是医院开展医疗服务活动依法取得的收入，是医院收入的主要来源。根据制度规定，医疗收入的确认以权责发生制为基础，按照门诊收入和住院收入的核算流程做相应的稽核与账务处理。门诊收入包括挂号收入、诊察收入、检查收入、治疗收入、手术收入、卫生材料收入、药品收入、药事服务费收入、其他门诊收入等。住院收入包括床位收入、诊察收入、检查收入、治疗收入、手术收入、卫生材料收入、药品收入、护理收入、药事服务费收入、其他住院收入等。

1. 岗位职责

医疗收入核算主要涉及门急诊收费岗位、住院结账岗位、会计核算岗位，各岗位的主要职责如下。

（1）门急诊收费岗位的主要职责

①遵守并贯彻执行《中华人民共和国会计法》（以下简称《会计法》）及相关法律、法规，认真贯彻执行医疗机构的财务管理制度和物价政策，严禁多收、少收、漏收、

错收。

②确保备用金、印鉴、票据等的安全性。

③医院通过 HIS 系统为患者提供就诊建卡、挂号、收费服务，并按规定的收费标准收取医疗费用。在 HIS 系统无故障的情况下，不得开具手工票据。

④熟悉医保政策及价格政策，严格执行医院退费管理制度，按照退费权限及手续办理退费。

⑤当日须根据门（急）诊收入日报表核对现金、支票、POS 机、微信及支付宝等收费情况。收取的现金、支票原则上应当日解缴银行，不得挪作他用。

⑥实行日清日结制度，每天须进行现金盘点，做到表款、账款相符，发现问题及时上报班组长。

⑦熟练掌握微信、支付宝等第三方支付工具的使用技巧、核对功能。

⑧认真保管和使用收费票据，由专人按规定缴销作废的票据，已用完的收据存根应按序号及时销号。

（2）出院结账岗位的主要职责

①遵守并贯彻执行《会计法》及相关法律、法规，认真贯彻执行医疗机构的财务管理制度和物价政策，严禁多收、少收、漏收、错收。

②确保备用金、印鉴、票据等的安全性。

③医院通过 HIS 系统办理住院病人的预交金收退及出院结账工作。不得重复收费、错收、漏收。

④熟悉医保政策及价格政策，严格执行医院退费管理制度，按照退费权限及手续办理退费。

⑤审核出院病人结账清单及出院病史，清单与病史中出现收费项目不一致的情况时，要向班组长汇报，并及时与病区护士核实。

⑥当日须根据预交款日报表和住院收入日报表核对收取的现金、支票、POS 机签购单、微信和支付宝收入等。收入的现金、支票原则上当日解缴银行。现金及支票不得挪作他用。

⑦实行日清日结制度，每天须进行现金盘点，做到表款、账款相符，发现问题及时上报班组长。

⑧及时清理在院病人医疗欠费，建立医疗欠费催缴机制，查纠原因。定期处理和协调相关问题。

⑨及时核对医保申报与清算情况，对发现的问题及时查纠原因。

⑩熟练掌握微信、支付宝等第三方支付工具的使用技巧、核对功能。

⑪认真保管和使用收费票据，由专人按规定缴销作废的票据，已用完的收据存根应

按序号及时销号。

（3）会计核算岗位的主要职责

①遵守并贯彻执行《会计法》及相关法律、法规，严格遵守财经纪律和各项财务规章制度。

②按日、按月核对门急诊和住院收入日报表及明细报表，对发生的异常事项须及时汇报和处理。根据医院门急诊及住院发生的医疗收入日报表及医保费用的结算报表编制记账凭证。

③定期与出院结账室、综合接待办核对和清理在院病人和出院病人的结欠费用。

④定期核对应收和应退病人医疗款项，并及时清理。

2. 医院收入管理制度

为加强对医院各项收入的管理，健全收入内部控制制度，规范收入结算行为，确保收入的安全及完整，根据《医院财务制度》《医院会计制度》等规章制度，结合医院实际情况，制定医院收入管理制度。

医院收入是医院通过开展医疗服务和其他活动依法取得的非偿还性资金，以及从财政部门或其他部门取得的经费，包括医疗收入、财政补助收入、科教项目收入及其他收入。

医院的全部收入均应纳入医院财务部门统一核算和管理，任何个人、科室不得私收、截留、转出或私分，其他部门和个人都不得私自收取任何费用。严禁私设"小金库"和账外账。

医院取得收入时必须开具相应票据，取得收入后按财务制度及时入账。

（1）医疗收入管理制度

医院的医疗收入要执行国家物价政策。新增医疗项目、调整收费标准要按程度申报，经批准后执行。

财务部门负责医院医疗收入的核算，下设门（急）诊收费组和出入院结账室，分别负责门诊医疗费用和住院医疗费用的收取工作。

财务部门在门急诊收费组和出入院结账室分别设立收费员岗位，并相应建立岗位责任制。

医疗收入实行三级稽核制度，即收费员、复核员和财务部门核算人员三级稽核。

各班组应严格遵守院内现金管理规定，做到日清日结，当日解缴银行。财务部门定期或不定期进行备用金检查，并做好相应检查记录。

（2）退费管理

门急诊退费管理的内容包括：①病人挂号以后未就诊需要退费的，由病人在收据上签字后，收费员凭此退费，同时将原始票据收回。病人已就诊需要退费的，经诊断医生同意并在缴费票据上签章后，方可退费。② 病人只需要退部分手术、治疗项目费用的，由诊断医生在票据上写明退费项目并签章后，收费员凭此退费并将原始票据收回，重新打印新的结算收据。③ 病人只需要退检查化验项目的费用的，除须诊断医生在收据上写明退费项目并签章外，还须医技科室盖章确认，而后收费员凭此退费并将原始票据收回，重新打印新的票据。④ 病人需要退药品费的，由诊断医生在票据上面写明退费项目并签章，然后由临床药学部盖章确认收回药品后，收费员凭此退费并将原收据收回，重新打印新收据。⑤ 办理各类退费，均须病人在退费凭证上签字，确认其收到该笔款项。门急诊收费组组长须对每日各收费员的退费票据进行复核并签字确认，然后将汇总的退费票据上交财务处，作为当天门诊收入凭证附件。

出入院退费管理包括：① 病人对住院期间的费用有异议，经确认需要退病人住院费、护理费、诊疗费、治疗费等费用，应由主治医生、科护士长签字确认后方可迅速处理并重新结账，办理过签字手续的原始票据和明细清单作为退款附件与当日报表一起交财务部核算与稽核。② 病人对住院期间的费用有异议，经确认需要退病人手术费、手术材料费、麻醉费等费用的，应由科主任、主治医生、麻醉科医生、科护士长或手术室护士长签字确认，出入院结账室收回办理过签字手续的原始票据和明细清单，留存并做退票处理，再由手术室护士在系统中进行退费，出入院处予以重新结账。③ 病人对住院期间的费用有异议，经确认需要退病人药费的，由科主任、主治医生签字，出入院结账室处收回办理过签字手续的原票据和明细清单留存，并做退票处理，由住院药房确认收回药品后，出入院结账室予以重新结账。④ 病人对住院期间的费用有异议，经确认需要退病人检查化验项目费用的，其中有纸质申请单的检查化验项目，根据科主任、主治医生的签字，出入院结账室收回办理过签字手续的原票据、明细清单及申请单并留存，同时做退票处理，由对应医技科室退检查化验项目后，出入院结账室予以重新结账；电子申请单的检查化验项目，除科主任、主治医生签字外，还须由所在医技科室确认应退的检查项目，出入院结账室收回办理过签字手续的原票据和明细清单，留存并做退票处理，经对应的医技科室退检查项目后，出入院结账室予以重新结账。

（3）财政补助收入管理

财政补助收入应根据主管部门的预算编制要求进行编制，纳入医院总收入预算，报主管部门审核并报财政部门核定，财政部门按照相关程序审核批复。

医院应严格执行批复的财政补助收入预算，定期开展预算执行情况分析，提出改进措施和建议，督促和保障医院预算执行部门按期完成预算执行。

医院应加强财政补助收入管理，保证及时确认和记录收入，不得提前或推迟确认收入，不得虚列和隐瞒收入。

涉及财政专项资金的，按照国家或医院有关专项资金的管理办法实施。

（4）科教项目收入管理

科教项目收入是指医院取得的除财政补助收入外专门用于科研、教学项目的补助收入，包括科研项目收入和教学项目收入。

医院应根据国家和主管部门的年度科教项目立项计划，科学编制科教项目收入预算，纳入医院总收入预算，报主管部门审核并报财政部门核定。

医院应严格按照资金用途执行，确保专款专用。科研处、教学办、财务处等须定期对科研项目结余资金进行清理，清理的结余资金按照医院科研项目结余资金处理办法进行统筹安排。

医院应加强科教项目收入管理，保证及时确认和记录收入，不得提前或推迟确认收入，不得虚列和隐瞒收入。

（5）其他收入管理

其他收入是指除医疗收入、财政补助收入、科教项目收入之外的收入，包括培训收入、食堂收入、银行存款利息收入、租金收入、投资收益、财产盘盈收入、捐赠收入、确实无法收回的应付款项等。

医院的其他收入应纳入财务部门，统一核算和管理，医院的任何部门、科室不得私自收取现金，严禁设置账外账和"小金库"。

医院应加强其他收入管理，保证及时确认和记录收入。按照收付实现制原则，医院不得提前或推迟确认收入，不得虚列和隐瞒收入。

（二）财政补助收入管理

财政补助收入是指医院按部门预算隶属关系从同级财政部门取得的各类财政收入，包括基本支出补助收入和项目支出补助收入。

基本支出补助收入是指由财政部门拨入的符合国家规定的离退休人员经费、政策性亏损补贴等经常性补助收入；项目支出补助收入是指由财政部门（包括发展改革部门安排的基建投资）拨入的主要用于基本建设和购置设备、发展重点学科、承担政府指定公共卫生任务等的专项补助收入。

1. 财政补助收入预算管理

医院财政补助收入根据主管部门的预算编制要求及医院的事业发展计划申请，报主管部门审核并经财政部门核定后形成财政补助收入预算。

财政基本支出补助收入预算是根据财政部门核定的人员数量、范围和经费标准编制的，包括人员经费及公用经费。

项目支出补助预算包括基本建设、开办费、设备购置、大型修缮、信息化建设、学科建设及人才培养等方面，医院填报时需要充分考虑事业发展计划、学科建设方向、主管部门的政策导向等因素，并在单位论证的基础上，由主管部门组织召开市级医院项目论证，提高项目资金使用的合理性和科学性。

2. 财政补助收入的管理

目前，医院的财政补助支付方式除设备购置和大型修缮外基本以财政授权支付为主，由医院根据财政部门的授权，自行向代理银行签发支付指令，代理银行根据支付指令，在财政部门批准的用款额度内进行资金划转。

设备购置及大型修缮的财政补助支付实行财政直接支付制度，由医院根据年初财政补助预算指标及采购进度申请预算额度，主管部门和财政部门逐级审批通过后，由财政部门将资金划拨至主管部门，医院根据主管部门的要求申请财政资金。

（三）捐赠收入管理

捐赠收入包括非指定用途的捐赠收入和指定用途的捐赠收入。

非指定用途的捐赠收入主要包括固定资产、医用材料、低值易耗品等，根据医院管理制度，由相关主管部门向医院党政联席会汇报，审议通过后，与捐赠方签订捐赠协议，按照资产管理制度对捐赠收入进行处理。

指定用途的捐赠收入主要指用于医院学科建设、人才培养、学术交流等活动，由自然人、法人和其他组织自愿无偿向医院提供的资金或物资等形式的支持和帮助。

1. 岗位职责

捐赠收入管理涉及会计核算岗位。主要岗位职责包括：审核指定用途捐赠的捐赠协议和意向书内容、捐赠方是否一致，入账流程是否符合医院捐赠管理规定；审核指定用途捐赠收入是否入账；审核指定用途捐赠支出是否符合医院捐赠管理规定，是否专款专用。

2. 管理制度

为鼓励社会捐赠资助医院建设发展，规范捐赠资助和受赠受助行为，提高捐赠资产使用效益，医院应根据国家卫生健康委员会（原卫生部）、国家中医药管理局的有关捐赠资助和受赠受助行为的规定以及《中华人民共和国反不正当竞争法》等文件精神，并结合医院实际，制定捐赠收入相关管理制度，通常包括下列内容：

社会捐赠资助，是指自然人、法人和其他组织（以下简称捐赠资助人）自愿无偿向医院提供资金或物资等形式的支持和帮助。

医院接受社会捐赠资助必须遵守国家法律、法规，坚持自愿无偿的原则，符合公益目的。不得损害公共利益和公民的合法权益，不得接受附有影响公平竞争条件的捐赠资助，不得将接受捐赠资助与采购商品（服务）挂钩，不得以任何方式索要、摊派或者变相摊派。

医院必须以法人名义接受社会捐赠资助，捐赠资助的财产必须由医院财务处统一管理使用。医院各科室和个人一律不得接受捐赠资助。

医院接受的社会捐赠资助财产及其增值均属医院财产，按国家有关规定管理，医院、任何科室和个人不得侵占、挪用或损毁。

接受捐赠资助的情况和受赠受助财产的使用、管理情况为院务公开内容，须定期公开，接受医院职工的监督。

根据规定，医院接受社会捐赠资助的行为受上级主管单位的管理、监督和检查。

接受境外捐赠资助，应当按照国家有关规定办理入境手续；实行许可管理的物品，由医院按照国家有关规定办理许可申领手续。

捐赠资助应当按照下列程序进行：① 医院接受社会捐赠资助时应要求捐赠资助人填写《捐赠资助项目意向书》，项目意向书的内容包括项目名称、目的、项目执行期限、具体的项目方案、捐赠资助清单和金额等。② 受赠部门填报《捐赠资助项目审批表》。③ 医院监察部门会同财务处对《接受捐赠资助项目审批表》和《捐赠资助项目意向书》的内容予以审核，根据捐赠资助项目是否属于公益非营利性质、是否涉嫌商业贿赂和不正当竞争等情况，提出是否接受捐赠资助的初步意见。④ 由医院党政领导集体审核决定是否接受捐赠资助。

审核通过后，与捐赠资助方签订书面协议，明确捐赠资助财产的种类、数量、质量、价值、用途以及双方的权利、义务。

医院于接受捐赠资助后的一定时间内，将审核同意后的捐赠资助项目的书面协议和《医疗卫生机构接受捐赠资助项目审批表》上报单位主管部门，监察、财务部门归档、备查。

医院执行突发公共卫生事件处置等特殊任务期间接受社会捐赠资助的，或者接受匿名捐赠资助的，可根据具体情况适当简化程序。

医院接受社会捐赠资助，必须向捐赠资助人出具加盖单位财务专用章的合法票据或证明。

医院接受的社会捐赠资助财产，由财务处根据捐赠资助财产性质分别核算：对于非限定用途的捐赠资助财产，应纳入单位"其他收入—非指定用途捐赠收入"进行核算；对于限定用途的捐赠资助财产，则应纳入单位"专用基金—留本基金—接受捐赠（本金）"，按项目分设明细进行核算。

医院接受的社会捐赠资助物资、设备等实物资产，必须办理入库手续，登记相关账目。领用时必须履行审批程序，并办理出库手续。达到固定资产核算起点的，要按照固定资产有关规定进行管理。

捐赠资助项目涉及专业技术人员培训和医学交流、科研的，应办理相关审批和备案程序，有关经费通过财务账户，由财务部门统一管理，接受培训或医学交流的人员涉及出国（境）的，应按照医院规定办理出国（境）审批手续。

必须尊重捐赠资助人意愿，严格按照协议约定开展非营利性业务活动。协议限定捐赠资助财产用途的，不得擅自改变捐赠资助财产的用途。如果确定改变用途的，须征得捐赠资助人同意。

捐赠资助资金不得用于发放职工奖金、津贴及其他个人支出。

捐赠资助财产的使用要严格执行财经法律法规，遵守财经纪律和财务制度，不得擅自扩大开支范围，提高开支标准。医院要将捐赠资助财产纳入财产使用审批程序，重大支出项目经集体讨论决定。

捐赠资助项目完成后形成的资金结余，应纳入单位经费结余管理，用于医院发展。协议明确结余资金用途的，按书面协议中的约定执行。

医院接受的社会捐赠资助财产一般不得转赠其他单位，不得随意变卖处理。对确属不易储存、运输或者超过实际需的物资，在征得捐赠资助人同意后可以进行处置，取得的收入仍用于原捐赠资助项目或者医院发展。

捐赠资助项目完成后，应当及时主动向捐赠资助人反馈捐赠资助财产的使用、管理情况，以及项目的实施结果，并如实告知捐赠资助人。

医院审计部门每年都要对已接受的捐赠资助项目进行审计。审计部门除了向有关使用或管理部门出具审计报告外，还必须将审计结果向院长办公会报告。

建立和完善接受捐赠资助项目档案制度，对接受捐赠资助项目的方案、审核、执行、完成情况进行档案管理。会计年度结束后，将本年度接受捐赠资助项目的资金、物资情况统一纳入年度财务报告。

二、医院支出管理

医院支出是医院在开展医疗服务及其他业务活动的过程中发生的各类支出。医院应实行统一领导、归口管理、逐级审批的支出管理制度，以规章制度为原则、预算管理为手段、成本控制为目标，提高医院资金使用效率。按照费用支出的内容，医院支出包括经常性经费支出、捐赠支出和临床验证经费支出。

（一）医院经常性经费支出

1. 医院经常性经费支出范围

医院经常性经费支出主要是指医院开展业务活动的过程中发生的人员经费和公用经费，包括工资、津补贴、离退休人员经费、办公费、差旅费、维护费、培训费等支出。

（1）人员经费

人员经费包括工资福利支出与对个人和家庭补助支出。

工资福利支出反映医院支付给在职职工、劳务派遣人员及其他从业人员的各类劳动报酬以及缴纳的社会保险费等。主要包括：① 基本工资，反映医院按照规定支付给在职职工的工资，包括岗位工资、薪级工资及绩效工资。② 津贴补贴，反映医院按照规定支付给在职职工的津贴和补贴，包括岗位津贴、物价补贴、生活补贴等。③ 奖金，反映医院支付给在职职工的各类奖金，包括绩效奖金和一次性奖金等。④ 社会保障缴费，反映医院按照规定支付的基本养老、医疗、失业、工伤、生育等社会保险费，残疾人就业保障金以及职业年金等。⑤ 伙食补助费，反映医院发给职工的伙食补助费。⑥ 其他工资福利支出，反映医院支付给其他从业人员的劳务报酬和上述项目未包括的人员支出，如加班费、通信补贴等。

对个人和家庭补助支出主要包括：① 离休费，反映医院按照规定支付给离休人员的离休补贴、护理费等。② 退休费，反映医院按照规定为退休人员支付的补充养老金和其他补贴。③ 退职（役）费，反映医院支付给退职人员的生活补贴及一次性退职补贴。④ 住房公积金，反映医院按照规定缴纳的职工住房公积金。⑤ 其他对个人和家庭补助支出，反映医院支付的未包括在上述项目中的补助支出，如职工子女托费、职工探亲补贴、征地养老人员补贴等。

（2）公用经费

公用经费主要包括：① 办公费，反映医院日常办公用品、书报杂志及日常印刷费等费用。② 印刷费，反映医院各类病历卡、检查单、治疗单等单据印刷支出。③ 水电费，反映医院支付的水费、电费等费用。④ 邮电费，反映医院开支的信函、包裹等物品的邮寄及电话费、网络通信费等。⑤ 公用车运行维护费，反映公务用车租用费、燃料费、维修费、过路过桥费、保险费等。⑥ 差旅费，医院工作人员出差的交通费、住宿费、伙食补助费、因工作需要开支的杂费等。⑦ 培训费，各类培训支出。⑧ 公务接待费，医院按规定开支的各类公务接待（含外宾接待）费用。⑨ 劳务费，医院支付给其他单位和个人的劳务费用，如临时聘用人员工资、会诊费、评审费、授课费等。⑩ 物业管理费，医院为购买物业服务而支付的费用，包括综合治理、绿化、卫生等方面的费用。⑪维修（护）费，医院固定资产的大型修理和维护费用，以及网络信息系统的运行与维护费用。

如大型医疗设备、科研仪器和试验设备的维修费,房屋建筑物及其附属设备的维修费等。⑫其他费用,反映上述项目未包括的日常经费支出。

2. 岗位职责

经常性经费支出涉及支出审批人员岗位、会计核算人员岗位,其具体职责如下。

（1）支出审批人员岗位职责

审核支出是否符合支出标准;审核支出是否在预算范围内;审核支出内容是否符合财务管理规定;审核支出报销原始凭证是否齐全合规;审核支出审批流程是否符合医院规定。

（2）会计核算人员岗位职责

复核原始凭证的真实性和金额的正确性;复核经费报销流程是否符合医院规定;编制记账凭证,进行账务处理。

3. 管理制度

为了规范财务开支标准,明确职能科室管理范围,理顺审批程序,进一步加强经济管理和财务管理,根据有关规定,特制定医院财务支出管理制度。

（1）人员经费支出管理

负责工资、津补贴等支出管理的主管职能部门为人力资源处。审批程序为人力资源处按有关规定核定人员标准,并将核定资料送财务处发放。具体如下:

① 加班费支出管理:主管职能部门为人力资源处。审批程序为科室按规定据实申报,科室负责人签批,报人力资源处审核,在规定日期前送财务处发放。

② 夜班费支出管理:主管职能部门为人力资源处。审批程序为根据值班岗位设置及值班人员的资格,临床医技部门的夜班费支出申请由医疗事业处审核,护理部门的夜班费支出申请由护理部审核,行政总值班及职能部门的夜班费支出申请由院办审核,后勤部门的夜班费支出申请由后勤保障处审核;在规定日期前报人力资源处签批后送财务处发放。

③ 一次性奖励、劳务性等支出管理:主管职能部门为人力资源处、科研处、医疗事业处等。审批程序为预算内标准由人力资源处按照规定进行人员标准审核后,核定资料并送财务处发放;超出预算标准发放的部分须经医院党政联席会议审批后方可办理发放手续。科研及医疗奖励由科研处和医疗事业处按照规定的奖励标准核定履行规定审批程序后送财务处审核发放。

④ 奖金支出:主管职能部门为人力资源处。审批程序为每月由绩效处核算送人力资源处审核,报医院分管院长签名再呈院长签批后送财务处核对发放。

（2）公用支出管理

①电话费、邮寄费支出管理：主管职能部门为院长办公室、后勤保障处。审批程序为院办及后勤保障处有关人员对各自负责的电话费及邮寄费进行核对，经主任、处长签名确认后，报分管院领导签批，送财务处审核后支付款项。

②报刊订阅支出管理：主管职能部门为院长办公室。审批程序为院长办公室应编制年度预算，征订时由院办有关人员核对、主任签名确认，经分管领导签字，报书记、院长签批后，送财务处审核支付款项。

③业务招待费支出管理：主管职能部门为院长办公室。审批程序为对口接待科室事前将接待计划报院长办公室，经院长批准，事后经科室领导和院办主任审签后，送财务处审核报销。所有的业务招待费原则上均由院长审批；医院开展重大活动所需的大批量物品，由承办科室将计划、预算报医院党政联席会议审批后置办。

④车辆路桥费、汽车驾驶员补贴、车辆燃油支出管理：主管职能部门为院长办公室。审批程序为驾驶员每月按规定如实填报车辆路桥费及驾驶员补贴项目，车队长初核，院办主任审签，财务处审核后支付；车辆燃油费经司机、车队长、院办主任签名后由财务处审核支付。

⑤职工外出办事差旅费、交通费支出管理：主管职能部门为院长办公室。审批程序为出差人员按规定标准报销差旅费并附经分管领导、院长批准的会议通知，由主管职能部门审签，报分管院领导、院长签批后，到财务处审核报账，超过标准部分自理。

⑥不符合乘坐飞机标准的出差人员且确实需要乘坐飞机者，须事先提出申请，经院长批准后方可乘坐；市内外公务原则上不使用出租车，确实需要使用出租车的，应事先征得院办主任的同意并登记，由院办主任签批后方可报销。医院聘请会诊专家而使用出租车的，由医疗事业处审核、院办审签；医院聘请专家来院办公而使用出租车的，由院办负责审签；夜间聘请会诊专家而使用出租车的，须由行政总值班、医疗事业处共同审核，院办主任签批后办理报销。

⑦印刷费支出管理（宣传印刷除外）：主管职能部门为后勤保障处。审批程序为印刷费由后勤保障处有关人员核对、处（室）负责人签名确认，按规定的审批权限经分管领导及院长签批后送财务处审核，财务处根据资金情况安排支付。

⑧水电费及业务用燃料费、保洁费、绿化等物业管理费支出管理：主管职能部门为后勤保障处。审批程序为水电费及业务用燃料费由后勤保障处有关人员核对、处长签名确认后由财务处支付款项；保洁费、绿化等物业管理费按合同办理结算手续，提供相关合同复印件，按审批权限执行相关审核程序后报财务处审核，财务处根据资金情况安排付款。

⑨洗涤费、废物处理、排污费支出管理：主管职能部门为后勤保障处。审批程序为

按有关规定（或合同）支付洗涤服务费、废物处理及排污费，由后勤保障处有关人员核对洗涤数量、单价及废物处理排污费，处长签字确认发票金额并报分管领导签批后，报财务处审核支付。

⑩ 材料、低值易耗品支出管理：主管职能部门为后勤保障处、医学装备处、医疗事业处。审批程序为后勤保障处、医学装备处根据各科室需求，按照物资管理规定及经批准的年度计划进行采购、验收。其中，医用材料及试剂的采购由医学装备处负责，血费支出由医疗事业处负责，氧气费支出及其他材料购置由后勤保障处负责。各主管职能科室要完善购买、验收、进出库、保管、领用制度，要定期盘点，明确责任，严格管理。审批程序为及时核对供货发票并附验收入库单（或直发单），由采购员、验收员及处长签字确认，每月在规定时间内按供货单位汇总单据并报财务处审核入账，财务处根据资金状况合理安排支付货款。原则上发票应及时传递到财务部门，不应滞留在采购部门，以便财务部门及时、全面地掌握医院的资金状况。

有合同的，按合同办理结算手续，提供相关合同复印件并填写《合同支付审批表》，按审批权限执行相关审核程序后报财务处审核，并根据资金情况安排付款。

一次性医用材料的采购，按医院有关规定，由使用部门向医疗事业处提出申请，经有关科室会签后报分管领导审批，必要时报院长审批。

计划外、临时性的采购，按医院有关规定，应由相关科室提出申请，经主管职能部门确认，报分管领导审批，必要时报院长签批。

⑪ 中、西药支出管理：主管职能部门为药剂科。审批程序为药剂科对经药事管理委员会论证，允许进入医院的药品制定年度采购计划，每月根据医院业务的需要和预算的要求编制药品采购计划，报分管领导审批后执行，送财务处备案。主管职能部门要完善购买、验收、进出库、保管、领用制度，要定期盘点，明确责任，严格管理，保证药品安全，按规定处置药品的盘损（盈），尽可能降低药品的库存，提高资金使用效益。及时核对供货发票，由验收员、药库负责人及处长签字确认，每月在规定时间内按供货单位汇总报财务处审核入账并根据资金状况合理安排支付货款。原则上发票应及时传递到财务部门，不应滞留在采购部门，以便财务部门及时、全面地掌握医院资金状况。

新药的申购和使用，按医院有关规定，由临床科室提出申购理由和申请书，报药剂科，由药剂科提请医院药事管理委员会审定，经分管院长签名批准后采购。

⑫ 设备维修、保养支出管理：主管职能部门为后勤保障处、医学装备处。审批程序为后勤保障处、医学装备处根据各科室设备使用情况，制定年度维修及保养预算，有合同的按合同执行并办理结算手续，提供相关合同复印件并填报《合同支付审批表》，按审批权限执行相关的审核程序，分期付款的须经财务处审核人员核实已付款情况。

突发性、临时性、无合同的设备维修，经设备使用科室、主管科室经办人和主管科室处长审核签名，一定金额以上的按审批权限签批后送财务处审核。

财务处将根据资金情况安排付款。原则上发票应及时传递到财务部门，不应滞留在采购部门，以便财务部门及时、全面地掌握医院资金状况。

⑬ 房屋维修、保养支出管理：主管职能部门为后勤保障处、基建办。审批程序为后勤保障处根据医院房屋使用情况，制定年度维修及保养预算，有合同的按合同执行，办理大型修缮工程预付款或进度款时，须按规定由工程主管科室填报《合同付款审批表》并按审批权限完成规定的审批程序后，办理付款手续。付款须提供合同复印件、工程款发票（预付款除外）等附件，分期付款的须经财务处审核人员核实付款情况；办理工程结算尾款时，需要提交施工方工程款发票、工程合同以及修缮工程结算、验收报告，施工方结算书、审价报告及其他结算资料。

紧急维修工程或紧急维修采购需要先口头报分管领导，经分管领导同意后再采取先施工或采购，后补办书面说明和相关审批手续的方式。

⑭ 设备及其他固定资产购置支出管理：主管职能部门为医学装备处、后勤保障处。审批程序为各科室根据业务发展情况提出年度更新及购置预算，报主管职能科室整理汇总，主管职能科室根据医院建设目标提出年度设备购置预算，购置固定资产应签订购置合同。

申购审批：设备购置，应由使用科室提出申购申请并经科室主任签字后报主管职能科室，主管职能部门应核实科室业务及设备配置状况，由处长签名批准，一定金额以上的由分管领导及院长签批方可购买。设备购置必须签订设备采购合同并按合同执行。具体流程按医院相关规定执行。

验收审批：设备安装调试完毕、付款前，使用科室和主管职能部门严格按合同进行验收，并完成验收报告；验收报告应交财务处作为固定资产的入账凭证。

申请支付合同款时须填报《合同付款审批表》，按审批权限完成规定的审批程序后，办理付款手续。付款须提供合同复印件、发票（预付款除外），主管职能部门或使用部门的验收单、入库单（或直发单）等附件，分期付款的须经财务处审核人员核实付款情况。

⑮ 基本建设支出管理：主管职能部门为基建办。审批程序为基建办根据医院发展计划，制定年度基本建设预算，按合同办理结算，支付预付款或进度款时由基建办填写《合同付款审批表》，按表完成规定的审批程序后，办理付款手续。基本建设支出均须分管领导审核报院长签批。付款须提供合同复印件、工程款发票等附件；分期付款的须经财务处审核人员核实付款情况；办理工程结算尾款时，须向财务处提交施工方工程款发票，工程合同以及修缮工程结算、验收报告，施工方结算书，工程审价报告及其他结算资料。

⑯ 学术论文发表费支出管理：主管职能部门为科研处。审批程序为作者提交论文原

件并经科研处审核，发票由科研处注明出资途径，按审批权限审签后送财务处报账。

⑰ 职工培训、学习费用等支出管理：主管职能部门为科研处。审批程序为职工培训、学习须经所在科室负责人、主管职能部门处长、分管院长审批，培训完毕由本人提供审批表及学习发票，经所在科室负责人、科研教育处处长审签后到财务处报账；出国学习者经主管职能部门处长、分管院长、院长审批，由人力资源处、院长办公室办理出国的审核、报批手续，公费出国者回国后将学习发票报主管职能部门和分管领导签批、将报销单及出国审批表报财务处报账。

⑱ 科研经费支出管理：主管职能部门为科研处。审批程序为所有院内科研经费的使用均须经科研处审批。

⑲ 宣传（含印刷）学习费用支出管理：主管职能部门为党委办公室、宣传处。审批程序为党办及宣传处根据医院情况制定年度宣传学习预算，各项支出按审批权限签批后到财务处报账。

⑳ 集体福利、慰问困难患病职工等福利费支出管理：主管职能部门为工会。审批程序为职工及职能部门按规定报工会审核，工会按规定标准签批后报账。超出规定标准的，须由工会将集体讨论意见呈报分管领导签批后执行。

㉑ 医疗保险及补偿费支出管理：主管职能部门为医疗事业处。审批程序为医疗保险由医疗事业处根据规定进行投保，保费由医疗事业处相关人员核对，处长签名确认，经分管领导签字报院长签批后，送财务处审核支付。发生的医疗纠纷赔偿，须提供协议或相关附件，由医疗事业处签名确认，经分管领导签字、报院长签批后，送财务处审核支付。

其他支出，按归口管理参照上述相关程序进行审批。

（二）医院捐赠性支出

医院捐赠性支出是医院根据《医疗卫生机构接受社会捐赠资助管理暂行办法》规定的用途，接受社会指定用途捐赠，按照财政部门及主管单位的相关制度管理和使用捐赠资产。

1. 岗位职责

捐赠性支出涉及的岗位主要包括支出审批人员岗位和会计核算人员岗位，其具体职责如下。

支出审批人员岗位职责包括：审核捐赠项目经费入账手续是否齐全；审核支出是否符合支出标准；审核支出是否专款专用；审核支出内容是否符合财务管理规定；审核支出报销原始凭证是否齐全；审核支出审批流程是否符合医院规定。

会计核算人员岗位职责包括：复核原始凭证的真实性和金额的准确性；复核经费报销流程是否符合医院规定；编制记账凭证，进行账务处理。

2. 管理制度

医院可依据《中华人民共和国公益事业捐赠法》《中华人民共和国反不正当竞争法》《医疗卫生机构接受社会捐赠资助管理暂行办法》，以及医院的实际情况，制定医院接受社会捐赠资助管理制度，规范对医院捐赠性支出的管理。

三、医院财务分析

医院财务分析是指定期对医院的财务状况和运营成果、财务风险及未来发展趋势的分析和评价。

财务分析的作用主要包括：评估医院的经济实力、确定医院的资金营运情况、评价医院的运营业绩、评价医院的管理效率、评估医院的运营风险、预测医院未来的发展趋势等。

（一）岗位职责

财务分析的岗位职责主要包括编制和分析（会计报表和财务报告等）两个方面。医院财务处及其工作人员应该熟练掌握会计核算方法、核算内容、开支标准及范围。该岗位的具体职责如下：

编制前，审核本期所有收支是否已全部入账；审核应计提的各项风险金及准备金是否已按规定计提。

审核会计报表中各项目之间、本期报表与上期报表之间的钩稽关系。定期对医院整体财务运行情况进行分析，做出书面报告。

定期对医院资产、负债、净资产情况进行分析，发现问题与异常，提出合理化建议。

定期对预算执行情况、医疗收入、成本费用及收支结余进行分析，对重大事项应予说明，提出改进建议。

（二）管理制度

为加强医院日常运营管理和监控，准确评价医院的运营业绩，及时反馈预算执行差异情况，促进医院财务状况进一步优化，特制定医院财务分析制度。

医院财务分析是指定期对医院的财务状况和运营成果、财务风险及未来发展趋势的分析和评价，是一种以医院的发展方向和财务会计核算资料、统计数据为依据，采用一定的分析方法，对医院的财务活动过程及其结果进行比较、剖析和研究的管理活动。医院的财务分析分为定期分析和不定期分析。其中，定期分析根据分析时间可分为月度、季度、半年度和年度财务分析；不定期分析是财务部门根据实际需要进行的专项分析。

1. 医院财务分析的基本要求

财务分析必须以准确且充分的财务分析、统计数据和其他资料为基础和依据。财务分析应建立在翔实的数据和必要的分析方法的基础上，对医院运营过程中发现的问题，提出建设性意见。分析内容应简明扼要，突出重点，并按照上报流程逐级上报院领导。

2. 医院财务分析的主要内容

（1）预算执行情况分析

预算执行情况分析包括对主管部门设定的医疗收入、药品收入、卫生材料收入、医疗成本、工资总额等指标的分析。可采用纵向对比和横向对比两种分析方式。纵向对比即对各项预算指标的执行率与近三年的平均执行率进行比较；横向对比即对医院实际同比增幅与主管部门核定指标增幅进行比较。

（2）资产分析

对变动比率超过百分之五的资产项目进行说明；对重大固定资产投资进行说明；对其他重大事项予以说明。

（3）负债分析

对变动比率超过百分之五的负债项目进行说明；对重大筹资项目进行说明；对其他重大事项予以说明。

（4）净资产分析

对变动比率超过百分之五的净资产项目进行说明；对重大财政及科研项目投入进行说明；对其他重大事项予以说明。

（5）收入分析

收入分析包括财政补助收入分析、医疗收入分析和其他收入分析等。主要是对医疗收入进行分析，具体内容包括：①门急诊和住院收入增减变动及变动原因分析；②医疗收入的结构分析，重点关注药占比、材占比、手术收入占比的变化情况分析；③涉及收费项目调价的，需要分析调价前后对医疗收入产生的影响；④分析主要病种的工作量、次均费等情况，同时对比病种成本，完成病种损益分析。

（6）成本和费用分析

成本和费用分析包括医疗成本及其他支出分析等，着重分析医疗成本中的工资总额、卫生材料费（可收费材料和不可收费材料的成本）、药品费、固定资产折旧费、物业管理费、能源成本、维修费以及其他变动幅度超过百分之五的支出项目。

（7）收支结余分析

收支结余分析包括收支结余情况以及各种因素对收支结余的影响。

（8）现金流量分析

现金流量分析包括医院业务活动、投资活动和筹资活动产生的现金流入、流出及结构分析。

（9）财务指标分析

财务指标分析是指对反映医院的偿债能力、运营能力、盈利能力的指标，以及其他相关指标的分析。

① 反映医院偿债能力的指标：流动比率、速动比率、资产负债率、现金比率等；

② 反映医院运营能力的指标：总资产周转率、固定资产周转率、流动资产周转率等；

③ 反映医院盈利能力的指标：资产报酬率、净资产报酬率、医疗收支结余率等；

④ 其他相关指标：收入收益率、成本收益率、药品毛利率、万元固定资产的医疗收入、人均医疗收入、万元业务收入能耗支出、万元医疗收入卫生材料支出等。

3. 医院财务分析的主要方法

根据医院财务会计报表及账簿资料，医院可采用以下方法进行财务分析：

（1）比较分析法

比较分析法是指通过实际数与基数的对比来表现两者之间的差异，借以了解经济活动的业绩和问题的一种分析方法。基数主要包括历史数据、预算数据以及行业数据等。

（2）比率分析法

比率分析法是指对同一期财务报表上若干重要项目的相关数据进行比较，求出比率，用以分析和评价单位的经营活动以及目前和历史状况的一种分析方法，是财务分析最基本的工具。

（3）因素分析法

因素分析法是指假定其他因素不变，分别测定各个因素变化对分析指标的影响程度的计算方法。

（4）趋势分析法

趋势分析法是分析财务报表中各类相关资料，对其中两期或多期连续的相同指标或比率进行定基对比和环比，得出它们增减变动的方向、数额和幅度，以揭示医院财务状况、运营情况和现金流量变化趋势的一种分析方法。

（5）结构分析法

结构分析法是指对经济系统中各组成部分及其对比关系变动规律的分析。结构分析主要是一种静态分析，即对一定时间内经济系统中各组成部分的变动规律的分析。如果对不同时期内经济结构的变动情况进行分析，则属于动态分析。

4. 财务分析报告

医院财务分析报告按分析内容分类，可分为综合分析报告、简要分析报告和专题分析报告。月度和季度财务分析采用简要分析报告，半年度和年度分析采用综合分析报告。

5. 医院财务分析报告的格式要求

（1）标题

一般由医院名称、报告时间、内容和文种四项组成。

（2）基本情况

主要包括医院在报告年度的运营、业绩等方面的综合评述。

（3）分析部分

分析部分是财务分析报告的正文，是对医院财务运行情况的研究。

（4）问题及建议

对医院运营现状提出问题及改善建议，建议应具体化，不应过于抽象。

四、科研经费管理

（一）科研经费概述

科研经费是指通过各种途径获得的，用于开展基础研究、前沿技术研究、社会公益技术研究、科技成果转化和应用示范等各类科研活动、创新活动的经费。

科研经费包括纵向项目经费、横向项目经费、院内项目经费等不同来源的经费。纵向项目经费是指中华人民共和国科学技术部、国家自然科学基金委员会和国家卫生健康委员会[①]等相关政府部门或事业单位批准立项的科研项目经费。横向项目经费是指与其他企事业单位合作开展的联合研究或委托研究的项目经费。院内项目经费是指医院投入的学科建设、人才培养等科研经费。

（二）岗位职责

科研经费管理主要根据医院实际情况，安排专人负责，其岗位职责如下：熟悉不同级别的科研管理制度或规定、经费支出标准；审核立项时科研项目预算是否按照相关制度编制；审核科研项目支出是否符合项目预算，是否符合经费列支标准，原始资料是否

---

① 2003年3月，更名为国家人口和计划生育委员会。2018年3月，组建中华人民共和国国家卫生健康委员会，不再保留国家卫生和计划生育委员会。

真实、齐全；审核项目结题时经费的预算执行情况；定期或不定期进行科研项目结余资金清理；维护科研项目经费报销信息系统。

（三）管理制度

为加强医院学科建设经费的合理化、科学化及规范化管理，充分利用学科建设经费促进学科发展，医院应制定学科建设经费管理制度。下面以上海市第十人民医院（同济大学附属第十人民医院）的管理制度为例。

医院为加强医院学科建设经费的合理化、科学化及规范化管理，充分利用学科建设经费促进学科发展，根据中共中央、国务院印发的《关于改进加强中央财政科研项目和资金管理的若干意见》的规定，结合本院实际情况，制定本管理办法。

学科建设经费是指医院为了促进发展所设立的用于重点学科、一般学科、诊疗中心及研究所等的建设费用。

院学科建设经费实行学科主任负责制。其中百分之五十由学科主任或诊疗中心主任支配，用于学科建设；其余百分之五十由学科主任根据学科发展及布局，以临床、科研、人才培养等子课题的形式，用于学科内人员的人才培养和亚学科建设。子课题由科室设置，子课题负责人填写项目计划书，经由科研处和财务处审批，报党政联席会通过后实行。

学科建设经费由科研处统一管理，并接受医院相关职能部门的检查与监督。科研处按年度组织专家对相关学科的医教研发展状况、人才培养、经费使用状况等进行学科评估，根据评估结果及预算发放经费。

该办法适用于医院匹配的学科建设经费，经费使用范围如下：

① 设备费：是指在项目（课题）实施过程中购置或试制的，用于学科建设、科学研究的临床或科研专用仪器设备，对现有仪器设备进行升级改造，以及租赁外单位仪器设备而发生的费用。申购需要通过 OA 系统（办公自动化系统）填写《科研设备申购单》，经科研处审核通过后，交院设备处统一购买。

② 材料费：是指在项目（课题）实施过程中需要消耗的各种原材料、辅助材料、低值易耗品、试剂、实验动物等费用。不得列支办公用品等与科研无关的材料费。发票应列明采购明细，如发票上无法反映采购的明细项目，应提供由对方单位盖章的采购清单。单次金额大于两万元者，须签订合同，合同审批需要填写《院科研合同申请表》。如单次合同金额大于二十万元且材料不是一家单位生产的，要经过招投标流程。

③ 测试化验加工费：是指在项目（课题）实施过程中支付给外单位（包括医院内部的独立经济核算单位）的检验、测试、化验及加工等费用。须说明预算的各种测试化验加工项目与项目（课题）任务的相关性和必要性，测试化验加工的任务内容、承担单

位、次数、费用等测算依据以及委托该单位的理由等。单次金额大于两万元者，须签订合同，合同审批需要填写《院科研合同申请表》。如单次合同金额大于二十万元且项目不是由一家单位进行的，要经过招投标流程。

④ 人员培训费：学科建设费可用于本学科人员出国培训、短期出国交流、参加国际学术会议等，人才培养经费可用于培养对象出国培训。出国培训须通过 OA 流程进行审批。出国人员限制：出国须经科主任同意，科研处、财务处、院办及相关职能部门审核，原则上重中之重的学科及重点学科出国人员不得同时超过两人，其他学科不得同时超过一人。出国培训享受的补贴等待遇应符合《同济大学附属第十人民医院医护人员出国培训管理规定》。

⑤ 会议费：是指在项目（课题）实施过程中为组织开展学术研讨、咨询以及协调项目（课题）等活动而发生的会议费用。课题负责人应当按照国家有关规定，严格控制会议规模、会议数量、会议开支标准和会期。会议餐费不超过一百三十元/人/天。需要说明预算的各种会议的必要性，以及会议时间、会议内容、会期、参会人数、会议次数、会议开支标准等测算依据。单次会议费用在五万元以上的需要单向论证（会议的详细预算）。不得列支只有餐费的会议费，不得列支礼品费、旅游费、景点门票费。

组织开展学术研讨、咨询以及协调项目等活动而发生的会务费，报销时须附会议的必要性、会议时间、会议内容、会期、参会人数、会议次数、会议开支标准等测算依据。

⑥ 国际合作与交流费：是指在项目（课题）实施过程中，项目（课题）研究人员出国及外国专家来华工作的费用，需要说明预算的各项国际合作与交流任务，及其与学科建设、项目（课题）研究任务的相关性和必要性，并详细列示出访或受邀来华专家的国家或地区名称、机构名称、事由、人数、天数、差旅费、伙食费、住宿费和其他费用的开支标准等测算依据。

⑦ 专家咨询费：是指在项目（课题）实施过程中支付给临时聘请的咨询专家的费用。专家咨询费不得支付给参与项目（课题）的研究及其管理的相关工作人员。须说明咨询专家与项目（课题）研究任务的相关性和必要性，以及咨询专家的级别、咨询方式、咨询内容、人数及次数、支付标准等测算依据。专家咨询费发放标准如表3所示。

表3 专家咨询费发放标准

类别	会议方式咨询		通信方式咨询
	第1~2天	第3天起	
高级专业技术职称人员	500~800元/人/天	300~400元/人/天	60~100元/人/次
其他专业技术人员	300~500元/人/天	200~300元/人/天	40~80元/人/次

⑧ 差旅费：是指在项目（课题）实施过程中，开展科学实验（试验）、科学考察、业务调研、学术交流等所发生的外埠（国内）差旅费等。不得列支市内交通费。差旅费的开支标准应当按照国家有关规定执行。

需要说明预算的各种出差任务与项目（课题）任务的相关性和必要性，以及出差时间、地点、事由、人数、次数、开支标准等测算依据。使用科研经费赴外地参加学术会议，报销时须附会议通知或邀请函，出差结束后凭票报销出发地至出差地点的往返车票或经济舱机票一次，以及会议期间出差地点市内交通费、会议住宿费及会议餐费。

⑨ 出版、文献、信息传播、知识产权事务费：是指在项目（课题）实施过程中需要支付的专著出版费、资料费、专用软件购买费、文献检索费、专业通信费、专利申请及其他知识产权事务等费用。不得列支电话、宽带等一般通信费。需要说明各项预算与项目（课题）研究任务的相关性和必要性，以及数量、单价等测算依据。软件应由信息科、设备处负责采购。院内科研经费不可报销科研论文的编辑、修改或润色等费用。

劳务费：可用于支付为满足学科建设需要所聘请的兼职科研人员、项目聘用人员、引进 PI（医药卫生方面某项目的主要研究者）的全部或部分成本；可用于承担博士后、科室聘用人员等无工资收入的人员费。人员费不得用于支付院内人员（包括 PI 本人、转化医学中心人员）的工资、奖金及津贴，不得用于发放个人绩效工资。

⑩ 其他：院内经费不可用作支付办公用品、餐费、汽油费等费用。

报销流程按医院《关于修订临床业务财务报销流程的通知》的有关规定执行。经费报销由学科负责人签字，经科研处审核后，履行报销手续。单笔超过三万元者经分管院长审批后，履行报销手续；单笔超过八万元者经院长审批后，履行报销手续。具体报销流程为：申请人从院 OA 网—经费报销栏目提交申请，同时以附件形式上传发票、收据或支付凭证及相关证明材料；科研处审核通过；财务处审核通过。

学科建设经费的年度结余经费，可结转下一年度继续使用。年度学科评估通过后，原经费继续使用，并根据考核结果和经费使用情况按比例下拨下一年度学科建设经费。学科评估考核不合格则停止下拨学科建设经费，原有经费学科继续使用。

五、医院合同管理

医院合同管理是医院合同订立、履行、变更、解除、转让、终止以及审查、监督、控制等一系列行为的总称。其中，订立、履行、变更、解除、转让、终止是合同管理的内容；审查、监督、控制是合同管理的手段。合同管理必须是全过程、系统性、动态性的。

合同管理全过程是指从合同草拟、签订、生效开始，直至合同失效，不仅要重视签订前的管理，更要重视签订后的管理；系统性就是凡涉及合同条款内容的部门都要一起管理合同；动态性就是要注重双方整个合作过程的变化，特别要关注对医院自身不利的变化，及时对合同进行修改、变更、补充和终止。

（一）合同类型、范围、控制目标、控制方式

1. 合同类型

目前，医院根据业务发展和支出情况，对各类合同进行分类，主要包括经济合同（包括设备和服务等合同，基建等工程类合同）、科研合同、捐赠合同、GCP合同（参与临床药物试验各方主体之间签订的合同）四大类合同。

2. 管理范围

根据医院财务管理制度及合同类型，符合下列条件的设备、工程、服务等项目均要签订双方或多方合同，并纳入医院合同管理范畴：① 对外投资；② 接受捐赠；③ 临床药物试验；④ 单次付款金额超过两万元的业务；⑤ 资产处置、转让。

3. 控制目标

医院合同控制目标主要包含：确保归口明确合理的管理流程岗位职责；确保各类经济业务纳入医院预算管理与控制；确认项目合同纳入医院绩效控制目标；依据公平及诚实信用原则订立合同；依法有效管理，达到预定的质量和功能要求。

4. 控制方式

控制方式主要是通过OA系统与预算管理系统共同控制，通过信息化方式实现合同审批、预算控制、资金管控等多重目标。

（二）岗位职责

医院的合同管理主要由各职能部门设立的合同管理员负责，其主要职责如下：提出建议并逐步规范、优化医院合同业务流程，协调处理合同业务事项；监督执行合同风险防范措施；审核各部门合同文本；参与重大合同谈判及医院招标工作；开展合同跟踪管理，对购置、基建类项目应组织专业人员参与验收；监督付款进度与项目执行进度是否匹配；组织合同履行完毕后的总结、评价工作。

（三）管理制度

为建立健全医院内部控制制度，加强医院合同管理，规范经济行为，切实保障医院

经济利益，根据《合同法》及有关法律法规，结合医院的实际情况，特制定本制度。

本制度适用于医院职能部门、临床医技科室以医院名义与外单位签订的经济、医疗、科研合作、技术服务、药物临床试验等合同。

医院合同管理制度包括合同签订、合同审批、合同履行、合同管理四个部分。

对外发生以下业务时，均须以书面形式签订合同：对外投资与合作；单次付款金额在两万元及以上的设备购置、物资采购、外包服务、工程建设、科研合作、租赁等业务；药物临床试验；资产处置、转让；捐赠项目。

合同标的或金额符合招投标条件的，应先通过招投标程序再订立合同。

1. 合同签订

医院合同实行归口管理，依照"谁承办谁负责"的原则，由合同承办部门指定本部门合同管理员，负责对本部门签订的合同的主体资格、经营权、履约能力的可靠性，合同内容的合法性、可行性及其执行结果进行审核，承办部门对此负直接、主要责任。

医院各类合同须经法定代表人签署，非法定代表人签订合同须取得法定代表人签署的书面授权书，医院任何部门和个人均不得擅自代表医院签订任何合同或协议。

医院应组织合同谈判专家委员会（由熟悉技术、法律和财务知识的人员组成），谈判时由专家委员会抽选部分专家参与，切实保障医院利益。

合同签订须执行会签制度，由医院的合同承办部门、归口部门、监察审计部门、财务部门、院办、分管院长、院长逐级审批。

医院合同会签遵循合法性、可行性、效益性的原则。合法性是指所签合同的主要条款必须完整；合同项目、单价、金额、付款方式、权利义务、合同期限、违约责任等必须符合国家有关法律、法规及医院有关制度规定；法人资格、资质证明必须真实、有效。可行性是指签订的合同必须符合医院业务发展需要；当事人必须具备合同履行能力。效益性是指合同履行后要给医院带来预期的经济效益。

合同会签时，承办部门须提供合同文本、采购相关资料、供应商相关资料等信息。

2. 合同履行

合同承办部门负责组织、协调合同规定的医院义务的全面履行，督促合同相对方履行义务，检查、验收、确认合同相对方义务的履行情况。

对验收不合格或与合同规定不符的标的物（即双方权利义务指向的对象），应由承办部门当即提出书面意见，按国家规定或合同约定的时间向对方提出异议，并及时向分管院长汇报，尽快采取适当措施，予以解决。

合同承办部门应定期检查到期合同的履行情况。

在合同执行过程中，若质量无法满足要求、有失公平、存在重大误解或对方有欺诈行为，严重损害医院利益的，合同承办部门应及时与对方协商变更或解除合同。

合同的变更、解除应由承办部门向医院党政联席会汇报，待审议通过后，与对方协商变更或解除合同，并签订书面协议。

发生合同纠纷的，承办部门应及时与对方协商解决。因对方原因引起的纠纷，应保障医院利益。若双方无法达成一致，根据合同规定的纠纷处理条款申请仲裁或诉讼，任何部门或个人不准在未经授权的情况下私自对外处理纠纷。

3. 合同管理

医院合同承办部门负责建立合同管理台账，台账内容主要包括：序号、合同号、经手人、签约日期、合同标的、价金、对方单位、履行情况及备注等。台账应逐日填写，做到准确、及时、完整。院办负责医院各类合同的档案管理，建立档案管理清册。

医院合同由院办统一盖合同专用章，须由合同承办部门提交用印申请，院办的用印申请审批人与合同审批人不得为同一人。

六、医院物价管理

医院物价管理是指医院为贯彻落实财务制度中关于"依法组织收入，严格执行国家物价政策，建立健全各项收费管理制度"等要求，为正确执行国家价格政策，严格按照主管部门和物价部门的收费标准合理收费，保护患者合法权益，加强医院收费管理而实施的一系列管理措施。

（一）物价管理体系

医院物价管理体系主要包括物价管理范围、管理过程以及组织框架三个方面。

1. 管理范围

医院物价管理范围涉及医疗服务项目、药品以及医用耗材的价格管理。其中，医疗服务项目收费根据政府指导价管理，药品收费实行加成率和最高加价额管理，医用耗材收费实行耗材目录管理、加价率和最高加价额管理。

2. 管理过程

医院物价管理的过程涉及新增医疗服务项目（药品及医用耗材）价格审批和申报、医疗服务项目（药品及医用耗材）价格调整、医疗服务价格的维护、收费价格审核、收费价格的公示与查询、收费价格自查与整改等流程。

3. 组织框架

医院应在全院范围内实施物价管理,建立全院、全员参与的物价管理组织框架。设立医院价格管理委员会,主要负责组织和协调医院价格管理工作,建立健全收费价格制度体系,负责收费项目的调整、审查等工作;在财务处设立专职物价管理部门,承担价格管理委员会日常工作,维护各类收费项目、收费代码、收费标准,指导科室管理物价,审核费用合理性,定期或不定期检查科室收费情况并进行整改等;在科室设立物价员岗位,配合职能部门做好物价管理工作,接受相关培训,申报本科室新增医疗服务项目等。

(二)岗位职责

物价管理主要由物价管理员负责,其主要岗位职责如下:认真贯彻财经政策、法规,维护财经纪律,实施规范化、科学化管理;掌握价格政策,以价格法律、法规为依据指导全院医疗服务价格的执行工作并加以监督;配合医务部门、信息部门等做好收费项目、收费代码、收费标准的设置、调整工作,做好常规项目价格的公示工作;负责科室新增医疗服务项目价格的审核与申报、既有项目价格的调整;组织相关人员审核病历,对违反物价政策和收费标准的行为进行督导,责成限期整改并出具整改意见书;积极配合物价部门的监督检查工作,传达物价政策精神并及时反馈医院意见与建议;向社会公开收费项目和收费标准,协助相关科室做好医疗服务价格投诉的接待、解释和处理工作。

(三)管理制度

物价管理工作的重要内容是对医疗服务价格和药品价格进行管理,包括医疗服务价格的执行、管理和对新增医疗项目价格的申报等。物价管理制度通常包括以下内容:

1. 各项收费项目由财务处统一管理,设置专职物价管理人员(其中,药品价格由药剂科负责维护),负责医院物价的管理与维护。物价管理人员应熟悉各项价格法律法规和物价管理制度,熟练掌握现行收费项目、收费标准。

2. 严格执行上级部门制定的医疗服务价格标准及药品收费标准,不得自定收费项目、超标收费、重复收费、分解收费。

3. 建立和完善医院价格公示制、费用查询制、费用清单制,执行医疗服务及药品价格公示制度,提高收费透明度。利用医院的电脑公示屏、拓展查询触摸屏及医院外网平台对医疗服务价格和药品价格进行公示,并根据上级文件精神及时更新内容。

4. 对于医疗服务项目收费标准的调整,财务处在取得物价部门发布的收费标准调整文件以后,要认真领会政策精神、把握政策尺度,向院领导汇报调价对医院的影响。印发收费标准调整通知给各科室,通知内容包括调整依据、调整项目名称和新旧收费标准对比、调整时点等,并在院周会或者护士长会议上开展相关培训。财务处物价员应根据

HIS收费数据库的格式制作收费调整数据表,由财务处副处长审核无误以后交由信息处。信息处测试收费调整数据表的兼容性,在规定时点导入HIS收费数据库。财务处物价员应对HIS数据库涉及调价的医疗服务项目进行复核,确保调价正确。财务处物价员应将政策文件、医疗服务项目收费调整数据表等记录归档备查。此外,还应持续分析调价对医院收入的影响。

5. 药品价格管理实行部门负责制,在医院价格管理部门的指导下,药剂部门对药品价格负直接管理责任。药剂科根据上级部门政策文件中的药品最高零售价调价通知,安排药剂科价格管理员及时调整医院药品的零售价格,由药剂科药品采购员进行复核。财务处物价管理员每月根据药剂科提供的药品价格调整明细表,核查药品价格调整是否准确。

6. 根据物价部门的规定,医学装备处通过医院器材管理系统对医用耗材进行流程管理,医用耗材的注册证、规格等发生变更以后,医学装备处工作人员应在医院器材管理系统中输入新的进价,由医学装备处耗材管理员审核后提交。财务处物价员应根据医用耗材新的进价,以及医院器材管理系统的零售价自动计算功能,确定新的零售价格。

7. 医疗费用审核主要包括手术费用审核,住院费用审核,新增试剂、医用材料审批三个方面。

(1)手术费用审核:财务处在手术室设置收费审核岗位,物价员根据手术记录,审核手术收费、手术设备使用费和高值耗材,发现收费疑问则及时与手术医生沟通解决。根据医用材料二级库领用记录,审核普通材料收费情况;根据植入材料清单,审核植入材料收费情况。发现收费疑问则及时与当班护士沟通解决。审核麻醉费,麻醉药品、术中药品有无收费。物价员审核手术相关费用以后,在手术收费系统点击记账,将费用计入患者住院费用。如手术相关收费需要更改,必须由物价员点击反审核以后,由医生或护士修改。

(2)住院费用审核:患者出入院时,结账室根据电子医嘱,审核患者住院期间床位费、护理费、住院诊疗费、一般专项护理、氧气费等以时间计量的收费次数与医嘱是否一致,审核医技项目的报告单、医嘱、收费是否一致,审核心脏冠脉造影、内镜下特殊治疗等治疗项目收费与医嘱是否一致等。住院费用审核完成以后,通过预出院预审程序反馈给临床和窗口收费员,由护士完成预出院操作。费用审核中发现的违规收费行为,由物价员汇总以后发放整改通知单给临床科室,并持续跟踪临床的整改情况。

(3)新增试剂、医用材料审批:临床科室经办人填写"新增医用耗材申请管理表",阐明新材料或试剂的名称、规格型号、适应证范围、适用诊疗项目的名称、现有材料不能满足需要的原因、现有材料与新材料的优劣对比、最高零售价证明等,并由科主任签字确认。医学装备处耗材管理员分析医院现有耗材是否能够满足临床科室的需求,提供新增耗材的供应商报价。财务处物价员审核新增耗材是否可以收费,如可以收费则核定收费大类编码,如不可收费则核定对应的诊疗项目。院内感染处审核医用耗材的三证和供应商资质。医务处审核临床科室申请理由是否合理。财务处审核新增医用耗材的收费价格、对应的诊疗项目是否准确,新增材料收费大类编码是否准确。医学装备处审核以后交由材料管理委员讨论。

8.物价投诉管理。物价投诉是指患者及其家属等有关人员(以下统称投诉人)对医院提供的医疗服务收费有异议,以来访、来电、来信(含电子邮件)、上级部门转交投诉等方式向医院反映问题,提出意见和要求的行为。

医院要公布投诉电话,设置投诉举报箱,安排专门人员,调查、核实收费投诉事项,提出处理意见,及时答复投诉人。投诉接待实行"首诉负责制",接待人应认真接待、接听和处理患者及其家属来访、来电、来函,认真听取投诉人的意见,核实相关信息,如实记录投诉人反映的情况。财务处、门急诊收费处、出入院处应有专人或专窗接待患者的收费投诉,能当场协商处理的,应当场处理;无法当场协调处理的,应主动引导投诉人到医院接待部门处理投诉。

对于上级部门转交的各类收费投诉事项,财务处物价人员应及时向相关科室和人员了解、核实情况,相关科室和人员应予以积极配合,在查清事实、分清责任的基础上提出处理意见,并形成书面材料反馈给上级部门。医院要定期汇总、分析收费投诉,提出加强和完善收费管理工作的建议,通过发放违规收费整改通知单、开展物价培训等方式督促临床科室及时整改。

第二节 医院预算管理

一、医院全面预算管理介绍

医院全面预算管理是实现医院战略规划与运营目标,合理配置资源,实现医院运营管理科学化、精细化的有效管理措施。全面预算管理是医院实现战略目标,提升内部管理水平，促进管理制度化、科学化、精细化的重要方式。

（一）全面预算管理的概念

全面预算管理是医院以战略规划和运营目标为导向，通过预算的方式，对预算期内的运营活动、投资活动和筹资活动进行合理规划、充分预计、科学预测，并对执行过程与结果进行控制、调整、分析及考评等一系列管理活动的总称。

（二）全面预算管理的内容

医院预算是医院根据事业发展计划和任务编制的年度财务收支计划，是医院对预算年度内本院财务收支规模、结构和资金来源所做的预计，是预算年度内医院各项事业发展计划和工作任务在财务收支上的具体反映，是医院财务活动的基本依据，主要包括业务预算、项目预算及财务预算。

1. 业务预算

业务预算是指反映预算期内与医院日常运营业务直接相关的基本医疗服务活动的预算，一般包括医疗收支预算、财政基本补助收入预算、其他收支预算。

2. 项目预算

项目预算是指反映预算期内与医院资本性支出有关的、不经常发生的、一次性业务活动的预算，一般包括财政项目补助收支预算、设备购置预算、基本建设项目预算、大型修缮项目预算、信息化项目预算及科教项目收支预算。

3. 财务预算

财务预算是指反映预算期内与医院财务状况、运营情况及资金收支有关的预算，一般包括资产负债预算、收支结余预算、自有资金能力测算。

二、医院全面预算管理体系

（一）岗位职责

医院的全面预算管理实行统一领导，归口管理，由预算管理委员会、归口职能部门及业务科室负责预算编制、审批、执行、控制、调整、核算、分析等预算管理活动。

1. 预算管理委员会

医院预算管理委员会是医院全面预算管理的决策机构，在预算管理的组织体系中处于主导地位。预算管理委员会由院长担任主任委员，由各归口职能部门负责人担任委员。

医院预算管理委员会的主要职责如下：审议通过预算管理的相关政策、规定及制度；结合医院事业发展计划，拟定医院预算目标；审核归口部门编制的预算并提出意见；审核科室、归口部门预算调整申请；监督各部门预算执行情况，提出整改意见；协调、解决预算编制及执行过程中的问题。

2. 归口职能部门

医院归口部门是医院预算编制、执行的主要部门，也是衔接医院战略目标与执行的关键部门。由医院根据自身的组织架构、业务情况及管理目标，责成医务、设备、总务（含基建）、科研、教学、人事等归口管理部门负责预算的编制、执行、监管、分析等工作，并配合医院预算管理委员会做好预算管理工作。医院设置的归口职能部门主要包括：医务部门、科教部门、人事部门、设备管理部门、后勤保障部门、院长办公室等。

（1）医务部门

根据医院战略目标，制定预算年度的业务量指标及次均费用目标，并分解至业务部门，作为部门年度目标。

（2）科教部门

根据医院战略目标，编制学科建设和人才培养的科研、教学经费的投入预算。

（3）人事部门

根据医院战略目标，协调、制定部门人员招聘、调动及离退休计划，编制人员成本预算。

（4）设备管理部门

根据医院战略目标及学科发展计划，负责制定医院设备采购计划，编制专项采购预算及医疗设备的维修、卫生材料消耗等预算。

（5）后勤保障部门

负责编制医院预算期内基本设施建设和维修、能源消耗、家具设备和交通设施购置、外包服务、各类消耗品等相关预算。

（6）院长办公室

负责医院预算期内行政办公费、交通费、出国费、差旅费、业务招待费等预算编制。

3. 财务部门

财务部门是医院预算管理的常设机构，负责组织、协调医院预算管理的日常事务，同时履行本部门预算管理的监管职责，包括资金监控及会计核算等。医院财务部门的主要职责为：汇总归口职能部门收入预算及支出预算，编制医院总收入预算、业务支出预算、收支结余预算及专项支出预算；建立医院归口职能部门预算执行情况的事前、事中及事后监管与控制体系，实时反馈预算执行进度；强化医院资金运营全过程监管，保障预算资金使用的规范性和效率；加强对预算外支出的监管。

（二）管理制度

为加强医院预算管理，规范各部门、科室的预算行为，强化医院内部控制管理，根据《医院会计制度》和《医院财务制度》的要求，结合医院实际情况，特制定学科建设经费管理办法。

1. 预算管理的内容

医院预算是根据事业发展计划和任务编制的年度财务收支计划，是对预算年度内医院财务收支规模、结构和资金来源的预计，是预算年度内医院各项事业发展计划和工作任务在财务收支上的具体反映，是医院财务活动的基本依据。

预算管理是预算编制、执行、调整、分析、考核等管理方式的总称。

预算一般按年度编制，业务预算等分季度、月份落实。

2. 预算管理的组织分工

医院法定代表人对医院预算的管理工作负总责，应设立预算管理委员会或指定医院财务部门负责预算管理事宜，并对医院法定代表人负责。

预算管理委员会主要负责拟订财务预算的目标、政策，制定预算管理的具体措施和办法，审议、平衡财务预算方案，组织下达预算，协调解决预算编制和执行过程中的问题，考核预算执行情况，督促完成预算目标。

预算编制工作在医院预算管理委员会的领导下进行，医院财务部门具体负责预算的组织编制、审查、汇总、上报、下达；负责预算执行和日常流程控制；负责预算执行情况的反馈；负责预算执行情况考核等。

医院内部医疗物资、人力资源、科研教育、基本建设等职能部门具体负责本部门业务涉及的预算的编制、执行、分析、控制等工作，并配合预算管理委员会做好医院总预算的综合平衡、协调、分析、控制、考核等工作。其主要负责人参与医院预算委员会的工作，并对本部门预算执行结果承担责任。

3. 预算编制

预算编制是实现全面预算管理的关键环节，编制质量的高低直接影响预算执行结果的好坏。预算编制要在医院预算管理委员会制定的编制方针的指引下进行。

医院要按照内部经济活动的责任权限编制预算，并遵循以下基本原则和要求：① 坚持绩效管理原则，坚持总量平衡，进行全面预算管理。② 坚持积极稳健的原则，确保以收定支，加强财务风险控制。③ 坚持权责对等原则，确保切实可行，围绕医院战略实施。

医院要按照先业务预算、项目预算，后财务预算的流程进行预算编制，并按照各预算执行单位所承担经济业务的类型及其责任权限，编制不同内容的财务预算。

业务预算是反映预算期内医院可能形成现金收付的医疗活动的预算，一般包括医疗收支预算、人员经费预算、物资采购预算、其他成本费用预算等。

项目预算是医院在预算期内进行的对资本性投资活动的预算，主要指固定资产投资预算。

财务预算主要通过预计资产负债表和预计业务收支表等形式进行反映。医院应当按照上级部门制定的财务预算编制基础表格和财务预算指标计算口径进行编制。

医院预算可以根据不同的预算项目，采用不同的方法进行编制。在编制时，为确保预算的可执行性，可设立一定的预备费作为预算外支出。

编制财务预算，应按照"上下结合、分级编制、逐级汇总"的程序进行。按照下达目标、编制上报、审查平衡、审议批准、下达执行等编制程序进行编制。

预算的编制日程：年度预算的编制，自预算年度上一年的 8 月 1 日开始至 11 月 30 日全部编制完成，并在次年三月底前分解落实财务预算指标。各部门要依照医院全面预算管理要求编排预算，制定详细的编制日程和要求，确保财务预算的顺利编制。

4. 预算执行

医院预算一经下达，各预算执行部门必须认真组织实施，并将预算指标层层分解，从横向和纵向上落实到内部各环节和各岗位，形成全方位的预算执行责任体系。控制方法原则上按金额进行管理，同时运用项目管理、数量管理等方法。

医院应当将预算作为预算期内组织、协调各项经营活动的基本依据，定期反馈预算执行情况，以分期预算控制确保年度预算目标的实现。

医院应强化现金流量的预算管理，按时组织预算资金的收入，严格控制预算资金的支付，调节资金收付平衡，控制支付风险。对于预算内的资金拨付，按照授权审批程序执行；对于预算外的项目支出，应通过预算管理委员会讨论并提交党政联席会进行决议；对于无合同、无凭证、无手续的项目支出，不予支付。

各预算执行部门应当严格执行各项支出预算，努力完成管理目标。原则上，没有预算的，要坚决控制其发生。对各支出预算实行不可突破法和结构调整，保证年度预算收支平衡。

医院建立预算报告制度，要求各预算执行部门定期报告财务预算的执行情况。对于财务预算执行中发生的新情况、新问题及出现偏差较大的重大项目，预算管理委员会应当责成有关预算执行部门查找原因，提出改进运营管理工作的措施和建议。

预算差异分析报告应包括以下内容：① 本期预算额、本期实际发生额、本期差异额、累计预算额、累计实际发生额、累计差异额。② 对差异额的分析。③ 产生不利差异的原因、责任归属、改进措施以及形成有利差异的原因和今后进行巩固、推广的建议。

医院财务部门应当充分利用信息化手段对预算的执行情况进行实时监控，及时向预算执行部门、医院预算管理委员会及党政联席会提供预算的执行进度、执行差异及其对医院财务预算目标的影响等信息，促进医院完成预算目标。

5. 预算调整

已下达执行的年度预算，一般不予调整。预算执行单位在执行中由于市场环境、业务条件、政策法规等发生重大变化，致使预算编制基础不成立，或者将导致预算执行结果产生重大偏差的，可以调整预算。

提出预算修正的前提：当某一项或几项因素向劣势方向变化，影响预算目标的实现时，应首先挖掘与预算目标相关的其他因素的潜力，或采取其他措施来弥补，只有在无法弥补的情况下，才可提出预算修正申请。

确实需要调整预算的，应当由预算执行部门向预算管理委员会提出书面报告，阐述预算执行的具体情况、客观因素的变化情况及其对预算执行造成的影响程度，提出预算的调整幅度。

医院财务部门应对预算执行单位的预算调整报告进行审核分析，提交预算管理委员会审核确认后方可下达执行。

6. 预算考评

预算年终，预算管理委员会应当向院党政联席会报告预算执行情况，并依据预算完成情况对预算执行部门进行考核。

预算的考核具有两层含义：一是对整个医院预算管理系统进行考核评价，即对年度管理目标进行评价；二是对预算执行者的考核与评价。

预算考评是对预算执行效果的一个认可过程，要结合医院要求，制定考评细则。考评应遵循以下原则：① 目标原则，以预算目标为基准，按预算完成情况评价预算执行者的业绩。② 激励原则，预算目标是对预算执行者的业绩进行评价的主要依据，考评必须与激励制度互相配合。③ 时效原则，预算考评是动态考评，每期预算执行完毕应及时进行。④ 例外原则，对一些影响预算执行的重大因素，考评时应作为特殊情况处理。⑤ 分级考评原则，医院预算考评要根据组织结构层次或预算目标的分解层次进行。

为调动预算执行者的积极性，医院将制定激励政策，设立节约奖、改善提案奖等奖项。

第三节 医院成本管理

一、成本管理的介绍

成本管理是医院通过成本核算和分析,提出成本控制措施,以降低医疗成本的活动,包括成本核算、成本分析、成本控制、成本考核与评价等管理活动。

（一）医院成本构成

医院成本包括医疗业务成本、医疗成本、医疗全成本和医院全成本。

1. 医疗业务成本

医疗业务成本核算医院临床服务类、医疗技术类、医疗辅助类科室开展医疗服务及其辅助活动所发生的各项费用。

医疗业务成本 = 临床服务类科室直接成本 + 医疗技术类科室直接成本 + 医疗辅助类科室直接成本

2. 医疗成本

医疗成本包括医疗业务成本和行政后勤各部门自身发生的各种耗费,不含财政项目补助支出和科教项目支出形成的固定资产折旧、无形资产摊销和库存物资等。

医疗成本 = 医疗业务成本 + 行政后勤类科室直接成本 = 医疗业务成本 + 管理费用

3. 医疗全成本

医疗全成本包括医疗成本及财政项目补助支出形成的固定资产折旧、无形资产摊销和库存物资等。

医疗全成本 = 医疗成本 + 财政项目补助支出形成的固定资产折旧、无形资产摊销和库存物资等

4. 医院全成本

医院全成本包括医疗全成本和科教项目支出形成的固定资产折旧、无形资产摊销和库存物资等。

医院全成本 = 医疗全成本 + 科教项目支出形成的固定资产折旧、无形资产摊销和库存物资等

（二）成本开支范围

医院成本开支包括医疗业务成本、管理费用、财政项目补助支出形成的固定资产折旧和无形资产摊销、科教项目支出形成的固定资产折旧和无形资产摊销四大类。

医疗业务成本指医院开展医疗服务及其辅助活动发生的各项费用，包括以下七类：① 人员经费，是指医院业务科室发生的工资福利支出、对个人和家庭的补助支出。② 卫生材料费，是指医院业务科室发生的卫生材料耗费，包括血费、氧气费、放射材料费、化验材料费、其他卫生材料支出。③ 药品费，是指医院业务科室发生的药品耗费，包括西药、中草药、中成药耗费。④ 固定资产折旧费，是指按规定提取的固定资产折旧。⑤ 无形资产摊销费，是指按规定计提的无形资产摊销。⑥ 提取医疗风险基金，是指按规定计提的医疗风险基金。⑦ 其他费用，是指医院临床部门发生的公用经费。

管理费用是医院行政及后勤管理部门为组织、管理医疗、科研、教学业务活动所发生的各项费用，包括医院行政及后勤管理部门发生的人员经费、公用经费、固定资产折旧和无形资产摊销费等费用，以及医院统一承担的离退休人员经费、坏账损失、银行借款利息支出、银行手续费支出、汇兑损益、印花税、房产税、车船使用税等，可分为以下四类：① 人员经费，是指医院行政及后勤管理部门发生的工资福利支出与对个人和家庭的补助支出，医院统一承担的离退休人员经费也包括在内。② 固定资产折旧费，是指医院行政及后勤管理部门发生的固定资产折旧费。③ 无形资产摊销费，是指医院行政及后勤管理部门发生的无形资产摊销。④ 其他费用，是指医院行政及后勤管理部门发生的公用经费。

财政项目补助支出形成的固定资产折旧和无形资产摊销，是指财政项目补助支出形成的固定资产计提的折旧、无形资产的摊销金额。

科教项目支出形成的固定资产折旧和无形资产摊销，是指科教项目支出形成固定资产计提的折旧、无形资产的摊销金额。

（三）成本核算对象

医院成本核算根据核算对象的不同可分为科室成本核算、医疗服务项目成本核算、病种成本核算、床日成本和诊次成本核算。

1. 科室成本

科室成本核算是指将医院业务活动中所发生的各种耗费以科室为核算对象进行归集和分配，计算出科室成本的过程，主要包括临床服务类、医疗技术类、医疗辅助类和行政后勤类。

2. 医疗服务项目成本

医疗服务项目成本核算是以各科室开展的医疗服务项目为对象，归集和分配各项支出，计算出各项目单位成本的过程。医疗服务项目成本以科室成本为基础进行核算。

3. 病种成本

病种成本核算是以病种为核算对象，按一定的流程和方法归集相关费用，计算病种成本的过程。

二、成本管理体系

（一）成本管理体系概述

建立基于财务一体化的医院资源规划系统和医疗业务数据整合的成本管理系统，运用大数据分析服务病人的医疗活动所产生的投入与产出、成本与绩效的成本管理体系。

（二）管理制度

1. 总则

目的依据：为规范医院成本管理工作，加强成本核算与控制，提高医院绩效，依据《医院财务制度》《医院会计制度》及《医院成本管理办法》等相关文件，结合医院财务管理实际情况，特制定本办法。

管理原则：成本管理遵循统一领导、分步推进、分工负责、科学有效、控制合理、成本最优化原则。

2. 组织架构及职责

（1）组织架构

医院成立成本管理工作领导小组，由院长担任组长，副院长担任副组长。成员包括财务、信息、人事、后勤、设备、医务、护理、麻醉、手术等相关部门的负责人。

财务部门下设成本管理科，作为成本管理领导小组的日常办事机构。

（2）成本管理工作领导小组的主要职责

① 明确医院各部门在成本管理中的职责，督促各部门落实工作任务；② 确定医院成本管理工作制度和工作流程,督促提高成本数据的准确性和及时性；③ 确定成本核算对象，包括核算科室、核算项目及核算病种等；④ 结合成本分析数据及成本管理建议，确定年度医院成本控制方案；⑤ 确定成本管理考核制度和考核指标,纳入医院绩效考核体系。

（3）成本管理科的主要职责

① 依据《医院财务制度》《医院会计制度》和《医院成本管理办法》,制定医院内部成本管理实施细则、岗位职责及相关工作制度；② 归集成本数据，进行成本核算，按照相关主管部门的规定定期编制、报送成本报表；③ 开展成本分析，提出成本控制建议，为医院决策、管理提供支持和参考；④ 组织落实领导小组的决定，监督实施成本控制措施；⑤ 参与成本考核制度的制定，并组织实施成本考核制度；⑥ 开展院内成本管理业务培训和指导工作；⑦ 建立健全成本管理档案。

（4）其他各部门的主要职责

① 财务处：做好成本定额及预算的制定和修订工作，严格按照会计制度设置会计科目，正确划分业务支出和其他支出、经常性支出和非经常性支出、直接费用和间接费用、固定成本和变动成本、可控成本和不可控成本、本期费用和下期费用，以及各成本核算对象之间的界限。

② 信息部门：负责成本核算与相关信息系统的衔接。

③ 人力资源处：负责各部门人员及工资变动情况的统计和报送。

④ 后勤保障处及下属库房：负责各部门水、电、煤、气（量和额），设备及房屋维修保养、电话费、维修工作量等，以及固定资产（房屋及建筑物、办公家具、其他固定资产）的使用分布与变动状态，其他如建筑物面积丈量等与成本计量有关的信息的统计和报送。

⑤ 总务库房：负责与财务部门共同确定财产物资的计价方法,建立各项财产物资收发、领退、转移、报废、清查、盘点制度，健全与成本核算有关的各项原始记录；按医院统一的科室代码统计和报送各部门领用或消耗的材料、低值易耗品等成本信息。

⑥ 医学装备处及下属设备库房：负责各部门的固定资产（专用设备）的使用分布与变动状态、设备维修保养等费用或其他与成本计量有关的信息的统计和报送。

⑦ 材料库房：负责与财务部门共同确定财产物资的计价方法,建立各项财产物资收发、领退、转移、报废、清查盘点制度，健全与成本核算有关的各项原始记录；按医院统一的科室代码统计和报送各部门领用或消耗的卫生材料、医用低值易耗品及配件等的成本信息。

⑧ 供应室、血库、氧气站、洗衣房：负责各部门实际领用有关物品的数量或发生的相关费用，以及其他与成本计量有关的信息的统计和报送。

⑨ 手术室、麻醉科：负责手术麻醉用品实际消耗数量及其他与成本计量有关的信息的统计和报送。

⑩ 临床药学部：按医院统一的科室代码，统计各部门从药库或药房领用的药品。

⑪ 其他相关成本核算单位及有关人员：按照《医院成本管理办法》规定及内部成本核算管理制度的有关要求报送成本信息。

3. 成本核算内容

医院成本核算内容包括医疗业务成本、管理费用、财政项目补助支出形成的固定资产折旧和无形资产摊销、科教项目支出形成的固定资产折旧和无形资产摊销等。相关定义已在上文说明，此处不再赘述。

根据《医院财务制度》规定，以下支出不得计入成本范围：① 不属于医院成本核算范围的其他核算主体及经济活动发生的支出；② 为购置和建造固定资产、购入无形资产和其他资产的资本性支出；③ 对外投资的支出；④ 各种罚款、赞助和捐赠支出；⑤ 有经费来源的科研教学等项目开支；⑥ 在各类基金中列支的费用；⑦ 国家规定不得列入成本的支出。

4. 成本核算的分类

根据核算口径的不同，成本核算可分为医疗业务成本核算、医疗成本核算、医疗全成本核算和医院全成本核算。

（1）医疗业务成本核算

医疗业务成本核算是指对医院业务科室开展医疗服务活动发生的各种耗费的核算，即各具体科室进行明细核算，归集临床服务、医疗技术、医疗辅助类各科室发生的，能够直接计入各科室或采用一定方法计算后计入各科室的直接成本。

医疗业务成本不含医院行政后勤科室的耗费、财政项目补助支出和科教项目支出形成的固定资产折旧和无形资产摊销。

（2）医疗成本核算

核算各业务科室和行政后勤科室为开展医疗服务活动发生的各种耗费，不含财政项目补助支出和科教项目支出形成的固定资产折旧和无形资产摊销。

（3）医疗全成本核算

核算医院为开展医疗服务活动，医院各部门发生的各种耗费，以及财政项目补助支出形成的固定资产、无形资产耗费。

（4）医院全成本核算

医院全成本是指医院开展各项业务活动发生的所有耗费。

医院全成本 ＝ 医疗业务成本 ＋ 管理费用＋财政项目补助支出形成的固定资产、无形资产耗费 ＋ 科教项目支出形成的固定资产折旧和无形资产摊销

5. 成本归集

医院发生的全部成本费用，应当按照成本核算单元进行归集。能够直接计入的成本费用，直接计入相关科室；不能直接计入的成本费用，计入相关科室。

（1）直接计入成本

直接计入成本是指在会计核算中能够直接归集到各科室，形成医疗业务成本的费用。包括：人员经费、卫生材料消耗、药品消耗、低值易耗品消耗、固定资产折旧、无形资产摊销、待冲基金—待冲财政基金、待冲基金—待冲科教项目基金、其他费用。

（2）间接计入成本

间接计入成本是指由于受计量条件所限，无法直接计入各科室或为分清责任主体不应直接计入管理费用的，需要按照比例系数的方式进行分配并计入直接成本。对于无法直接计入的支出，医院应根据重要性、可操作性等原则，将相关费用按照一定标准进行分配，计算后计入科室成本，具体包括水费、电费、物业管理费等支出。

6. 成本核算步骤

（1）科室成本核算

① 计算医疗业务成本。各核算科室先按照医疗业务成本的七类核算范围核算明细，归集各临床、医技、医辅科室发生的、能够直接计入各科室或采用一定方法计算后能计入各科室的直接成本，形成医疗业务成本。

② 计算临床科室医疗成本。按照分项逐级、分步结转的三级分摊方法，依次对行政后勤科室、医辅科室、医技科室耗费进行结转，形成临床科室医疗成本。

③ 计算临床科室医疗（院）全成本。根据核算需要，对财政项目补助支出形成的固定资产折旧和无形资产摊销、科教项目支出形成的固定资产折旧和无形资产摊销进行归集和分摊，分别形成临床科室医疗全成本、临床科室医院全成本。

（2）项目成本核算

医疗服务项目成本核算是在科室成本核算的基础上，以临床、医技科室开展的医疗服务项目为对象，按照"作业成本法"归集和分配各项支出，计算各项目单位成本的过程。

（3）病种成本核算

病种成本核算办法是将治疗某一病种所耗费的医疗项目成本、药品成本及单独收费

材料成本进行叠加。

7. 成本分摊方法

一级分摊：行政后勤科室的费用分摊。根据适当的方法将行政后勤科室的费用向临床、医技和医辅科室分摊，并实行分项结转。

二级分摊：医辅科室成本分摊。将医辅科室成本向临床科室、医技科室分摊，并实行分项结转，分摊参数可采用收入比重、工作量比重、占用面积比重等。

三级分摊：医技科室成本分摊。将医技科室成本向临床科室分摊，分摊参数采用收入比重，分摊后形成门诊、住院临床科室的成本。

8. 成本控制措施

（1）预算约束

医院应以成本数据为依据，以科室预算为基础，实施全面预算管理，做好运营成本分析与预测，将全部成本纳入管理范围，对各项经济活动进行统筹安排和全面控制。

（2）可行性论证

对于医院的重大经济行为，必须建立集体决策审议责任制度，经过充分的可行性论证，利用核算结果指导经济管理决策，避免决策的主观性和盲目性。

（3）财务审批控制

医院应建立健全成本费用审核制度，加强内部控制，纠正、限制不必要的成本费用支出差异。

（4）执行过程控制

医院应加强对经济活动的内部审计监督，建立健全内部控制制度，对成本控制关键点进行检查、评价，不断提升成本管理水平。

9. 成本分析

医院要定期分析成本核算的结果，把握成本变动规律，寻找控制成本的途径，提出有效的管理和控制成本的合理化建议，降低医院运营成本，提高医院的经济效益和社会效益。主要方法包括：趋势分析、结构分析、本量利分析、比较分析。

第四章　医院人力资源管理

20世纪70年代以来，人力资源管理作为管理学的一门新兴分支学科逐渐发展起来。我国引入人力资源管理理论的时间虽不长，但医院人力资源管理对提高医院核心竞争力的作用已得到广大医院管理者的认同和重视。医院人力资源管理是指通过一定手段对医、技、护、管等医院各类人力资源进行合理计划、组织、领导和控制的过程。当前，我国公立医院和民营医院共存，各类医院的服务质量和市场份额等状况备受关注。一家医院在一定时期内拥有的资源是有限的，如何利用有限的资源，特别是人力资源，提高自身竞争优势显得尤为重要。

第一节　医院人力资源管理概述

一、基本概念

（一）人力资源的概念

资源是一个经济学术语，是指为了满足人们某种需求可以投入生产活动的一切要素，是人们赖以生存的物质基础和客观条件。资源依据存在的状态通常可以划分为四类，即自然资源、资本资源、信息资源、人力资源。其中，人力资源是人类社会生产活动中最活跃、最重要的资源。

1954年,美国管理学家彼得·德鲁克在他的著作《管理的实践》中最早提出"人力资源"这个概念。彼得·德鲁克认为,"人力资源和其他资源相比,唯一的区别就在于它是关于人的资源,并且是经理们必须考虑的具有'特殊资产'的资源。"

综合国内外学者对人力资源的分析,我们把人力资源定义为:在一定范围内能够作为生产要素投入社会经济活动,推动经济和社会发展的全部现实或潜在劳动人口的总和。从宏观上,"一定范围"可以指一个国家或地区;从微观上,"一定范围"可以指一所学校、一家医院或企业等。现实劳动人口是指实际从事社会经济活动的全部人口;潜在劳动人口是指处于储备状态,正在培养逐步具备劳动能力或具有劳动能力,但由于各种原因不能或不愿从事社会劳动的,并在一定条件下可以投入社会经济生活的人口总和,如高校青年学生。

(二) 医院人力资源管理的概念与职能

医院人力资源管理是根据医院与职工个人发展的需要,对医院中的人力这个特殊资源进行有效开发、合理配置、科学管理,以实现医院与职工个人共同发展与成长的过程。医院人力资源管理主要表现在以下几个方面:

1. 规划人力资源

对医院人力资源的整体状况进行评估,依据医院发展的战略目标,预测医院在一定时期内对人力资源的需求与供给,从而制定人力资源规划方案。

2. 获取人力资源

在人力资源需求与供给平衡的基础上,根据医院现实和未来发展的需要,为医院获取合适的人力资源,具体包括招聘、甄选、录用、配置等过程。

3. 整合人力资源

通过教育、培训和实际参与等方式,努力使新员工的行为、态度与医院的经营理念和要求一致,彼此之间充分配合,发挥团队的集体优势,提高医院的工作效率与效益。同时,医院可以在此过程中逐步了解员工,建立相应机制,满足医院与员工的共同利益诉求。

4. 激励人力资源

运用激励理论和激励方法,建立适合医院的激励体系,使员工保持良好的工作状态,并且有满足感。

5. 开发人力资源

人力资源本身具有很大的潜能。在一个组织中，员工潜能的发挥程度主要取决于医院对员工的重视程度。科学合理的人力资源管理活动可以挖掘、培养、激发员工的潜能，使其各方面的能力不断提高。因此，医院在发展的同时，应通过培训、职业生涯规划、继续医学教育和工作丰富化等形式，满足医务人员的个人发展需要，以增强其工作的积极性、主动性和创造性。

6. 调控与维护人力资源

人力资源管理中的调控是指对员工进行科学、合理的动态管理：一是对员工绩效进行科学、合理的评估；二是以绩效评估结果为依据，对员工进行晋升、调配、奖惩、解雇等动态管理。人力资源的维护是指在人力资源管理活动中维护员工的合法权益，保证员工在工作场所的安全、健康和应得收入，从而维护人力资源的持续劳动能力。调控和维护好人力资源，可以使医院免受劳动纠纷和法律诉讼的困扰而减少损失。

（三）医院人力资源的分类

医院人力资源主要分为卫生技术人员、非卫生技术人员、行政人员和工勤人员。行政人员的职务多实行任命制，专业技术职务一般经评审后实行聘任制。

1. 卫生技术人员

我国卫生技术人员根据业务性质可分为五类，包括：①医疗防疫人员，含中医、西医、卫生防疫、妇幼保健、职业病防治等专业，其专业技术职务有主任医师、副主任医师、主治医师、医师、医士、卫生防疫员、妇幼保健员等；②药剂人员，含中药、西药两个专业，其专业技术职务有主任药师、副主任药师、主管药师、药师、药剂士、药剂员；③护理人员，其专业技术职务有主任护师、副主任护师、主管护师、护师、护士、护理员；④康复人员，其专业技术职务有康复主任医师、康复副主任医师、康复医师及作业治疗师（士）、理疗学医师（士）、言语治疗师（士）；⑤其他卫生技术人员，涉及检验、理疗、影像、病理、口腔、特诊、核医学诊断、营养、生物制品生产等专业，其专业技术职务有主任技师、副主任技师、主管技师、技师、技士、见习员。

教学医院的卫生技术人员，除授予医疗专业技术职务外，还可授予教授、副教授、讲师、助教等技术职务。

2. 非卫生技术人员

随着现代科学技术在医院各环节的广泛应用，非卫生技术人员在医院占有越来越重的比例。非卫生技术专业涉及医疗设备工程、电子生物医学工程、电子计算机、激光、机器工程、计量检测、建筑工程、水暖气电、制冷、空调及净化处理工程等。非卫生专业技术职务有高级工程师、工程师、助理工程师、技术员。其中，属于医学技术工程的技术人员亦可纳入卫生技术人员范畴。

3. 行政人员

医院行政人员包括正、副院长，党委（党支部）正、副书记，团委（团支部）书记；院长办公室、党委办公室、医务科（处）、科教科（处）、护理部、门诊部、宣传科（处）、设备科（处）、总务科（处）等科室的正/副主任，正、副科（处）长，科员；其他行政职能部门的工作人员，如保密档案员、统计员、病案管理人员、图书管理人员等。

4. 工勤人员

根据岗位技能，医院工勤人员可分为技术工人和普通工人。技术工人为具有明确任职技术条件、具备相应专业技术水平的专业技术工人，并评定相应的专业技术等级。通常技术等级为高级工7～8级，中级工4～5级，初级工1～3级。

在医院人力资源管理过程中，我们需要依据现行的医疗法律法规，结合医院的服务对象、服务市场的特点，遵循医院管理规律，面向医院未来发展需要和医院人力资源自身发展需求，对上述各类人员进行规划、录用、培养、使用、开发、激励和保障。

二、医院人力资源现状

随着社会经济的发展，人力资源越来越引起各级各类医院的高度重视，有效的人力资源管理已成为医院发展与成功的关键。目前，我国医院人力资源管理大多还处于传统的人事管理阶段，医院人事部门还不能够为医院的发展和医院员工的管理提供优质的服务。这在一定程度上影响了整个医疗卫生队伍素质的提高和医院的发展。如何把传统的医院人事管理转变为现代医院人力资源管理，是深化医院人事制度改革、推动医疗卫生事业发展过程中的重要课题。目前，我国医院人力资源管理主要存在以下问题：

（一）对人力资源管理的重要性认识不足

受现行医疗体制的影响，一些医院的人事管理还留有很重的计划经济时代烙印，医院决策者缺乏全面的人才观，没有正确的人力资源管理的理念。这是当前部分医院对人力资源管理重视不够的主要原因。

（二）人力资源管理体制僵化

目前，许多医院尤其是公立医院还未真正成为医疗市场的竞争主体，医院内部人力资源管理机制不健全，人力资源的市场机制尚未完善，其运行仍受行政主管部门的较多干预。在一些地区，公立医院没有直接招聘人员的权力，须经政府有关部门发布招聘信息。医院无选人、用人的自主权，医院的人力资源管理职能受限。

（三）缺乏科学的绩效评估体系

许多医院的绩效考核评估体系虽然有所改进，但对不同专业、不同层次人员的考核大多还是使用统一的考核标准，所考核的德、能、勤、绩等内容也比较笼统，较难反映不同岗位人员的实际绩效。这使医院员工的绩效考核流于形式，考核结果与员工的实际贡献较难吻合，不利于调动员工的积极性。

（四）分配制度缺乏竞争性和激励作用

尽管我国出台了一系列的人事分配制度改革文件，许多医院也按绩效评估结果给予员工绩效奖励，但由于缺乏科学的绩效评估体系，医院绩效奖励的方法受到一定的质疑。目前，医院基本上未能开展系统的岗位分析、薪酬市场调查、绩效考核以及薪酬激励等规范化的人力资源管理工作。

（五）人才流动机制不完善

目前，市场上已经有一定规模与数量的卫生人才交流中心与中介公司，但相关医学人才机制真正流动起来还是非常困难。医疗技术人才对社会保险、培训与发展等都有一些担心。人才流动机制的不完善，必然会制约整个医院人力资源的有效配置。

（六）未能重视医院与员工的共同成长与发展

作为用人单位的医院和作为劳动者的员工理应是平等的市场主体，从本质上说双方的目标应该是一致的。这就要求人力资源管理者把医院发展的目标和员工的成长目标有机地统一起来，实现"双赢"。但是，目前有些医院录用员工以后，并未对员工进行医院的价值观教育和长远规划教育，或者说医院在日常工作中没有营造一个良好的医院文化氛围，使员工缺乏长期与医院共同成长和发展的思想，在工作中不能很好地协调和处理自身成长与医院发展之间的冲突与矛盾。

针对上述现代医院人力资源管理的现状，医院管理者必须树立正确的人力资源观念，转变人事管理职能，按需设岗、定岗定编，建立科学、公平、公正、公开的招聘、考核和薪酬制度，创造良好的人才发展环境，为员工的职业生涯规划等做好服务。

三、医院人力资源管理任务

医院人力资源管理的任务是选才、育才、用才和惜才。

（一）选才

医院人力资源管理部门首先要做到及时为医院的各项工作提供合适的人才。一方面，要严格把关，不让不合格的人员进入医院；另一方面，要依据医院当前和长远的发展目标，充分考虑社会大环境的发展趋势和医院自身的实际，根据组织设计和分析结果来引进、储备人才。拥有优秀的不断上进的医疗卫生人才，意味着医院在工作效率与竞争力上也获得了发展先机，所以选才是人力资源管理的基础性工作。

（二）育才

医院正处在一个不断变化和医学技术、管理技术、信息技术等不断发展的时期。加速对医院人力资源的培养和开发，创造条件为员工提供培训与成长的机会，是医院实施人才战略的重要举措。医院人力资源管理部门必须重视员工的继续教育，为员工的长远发展提供及时的教育培训（尤其是高学历人员的继续教育），使员工更新观念，掌握新知识与新技术。面对医院各级、各类人员在技能上的相对不足与滞后情况，医院人力资源管理部门应积极促进继续教育的发展，使继续教育更具针对性，从而增强继续教育的效果。医院学科带头人的培养应立足于学科前沿，以先进科学知识为基础，以高新技术为手段，以专业一流的水平为标准，以解决医院医疗卫生疑难问题为目的。

（三）用才

医院人力资源管理的宗旨是使每位职工在工作岗位上各尽其能，并使每个人的才能都朝着有利于实现医院目标的方向发展。医院用人的关键是合理使用不同专业特长的医护人员，建立健全公平、公正、公开的择优用人机制，创造有利于优秀人才脱颖而出的环境和条件。

医院人力资源管理部门要协助医院决策层解决人才结构合理化的问题，实现医院人力资源的最合理配置。在医院人力资源配置中，要按比例配置初级、中级、高级专业人员，使不同职别的人与不同的岗位相对应；着力调配人才年龄结构，努力构建合理的"老、中、青"人才梯队；科学配置各类人才，力求人才类别互补。

（四）惜才

医院在培养优秀人才的过程中，投入了大量的心力、时间和经费。如果不能留住优秀人才为医院工作，将是医院的巨大损失。一般来说，优秀人才更加关注自我价值的实现，其在努力工作的同时期望得到医院的认同。随着医务人员个人工作经验的增加与工作能力的提高，医院应为他们提供更多的晋升机会和更富挑战性的工作任务。职称往往被认为是衡量个人能力的尺度，也是体现个人价值的标准。管理者应为职工创造发展空间，让职工感到有干劲儿、有奔头儿，从而全面激发人才的工作积极性。

留住优秀人才，智力劳动环境是重要的客观条件，它包括先进的技术设备、自由的学术氛围、方便的信息手段、科学公正的用人制度以及合理的劳动报酬等。仅以高薪留住人才是目光短浅的行为，医院人力资源管理部门应深入探索如何建立健全成熟、完善的制度以充分发挥优秀人才的作用，挖掘其潜能，并激发其主观能动性，达到留才的目的，使医院能够持续发展。

总之，选才就是招募和筛选符合医院岗位需求的优秀人才；用才就是使人才发挥其积极性和创造性，并取得最大绩效；育才就是让医院培养起来的人才认同医院文化，使其个人才能与岗位需求更加匹配；惜才是指吸引优秀人才，给予医务工作者自我发展的空间，提高医务工作者的工作积极性，使优秀人才成为医院长期发展的资源和重要财富。要做好这四个方面的工作，医院在人力资源管理方面应该遵循以下原则：① 坚持岗位匹配，即一个人的知识、专业能力、经验、特长和兴趣要与其所在岗位的需要相适应，使个人才能得到极大发挥并由此感到愉快；② 用人所长，通过工作丰富化或优化组合等方式，适当进行岗位变动，以提高职工对工作的兴趣；③ 抓好职工的培训教育与个人职业生涯规划，为职工提供良好的个人发展空间；④ 培育良好的医院文化，倡导"能人文化"，充分发挥人才的作用，使有能力的人得到重用，并给予必要的激励，如具有竞争性的薪酬奖励等。

四、医院人力资源管理内容

医院人力资源管理的主要内容有：制定人力资源计划与规划，重视工作分析与工作设计，优化人力资源招聘、人才甄选、入院教育、培训与发展、员工绩效评价机制，完善员工发展计划，关注工作报酬、工作纪律，关心职工安全与健康。

（一）制定人力资源计划与规划

医院应对本院在一定时期内的人力资源需求和供给做出预测，根据预测结果制定医院人力资源的计划与规划等。

（二）工作分析与工作设计

工作分析包括两个方面：① 对医院内各岗位要从事的工作内容和承担的工作职责进行描述，形成工作说明书；② 确定对从事该职位的人的资格要求，包括专业、年龄、职称、学历及工作经历等内容，说明承担这项工作的员工必须具备的特定技能、知识、能力及身体和个人特征等方面的最低要求，以形成工作规范。

工作设计的主要内容包括工作内容、工作职责、工作关系、工作结果和工作反馈等方面。

（三）人力资源招聘

招聘是指通过多种渠道，把具有一定技巧、能力和其他特征的申请者吸引到医院空缺岗位的过程。招聘工作真正的挑战在于招聘到合适的人。

（四）人才甄选

甄选是指采用一定的方法和手段对应聘者进行甄别，区分他们的人格特点与知识技能水平、预测他们的未来工作绩效，以确保最合适的候选人获得某一职位的过程。

（五）入院教育

新员工在进入医院之前会面临这样或那样的问题，如：在新的医院环境中是否能获得认同和尊重；能否尽快熟悉、了解工作环境和职务；能否获得发展与成功的机会。从医院管理者方面来讲，其需要考查新进员工的价值观和理念是否和医院文化相符。这需要一个相互磨合与同化的过程，所以入院教育就显得尤为重要。

（六）培训与发展

培训是医院为员工提供及时的专业学习和实践训练，使其获得完成本职工作所需技能的过程。发展指通过传授知识、转变观念或提高技能来提高员工工作绩效和获得更高的社会评价的一切活动。

（七）员工绩效评价

员工绩效评价是指用科学的、系统化的方法来测定医院员工的工作行为、态度和效果，以确定其工作成绩，是对员工的工作完成情况进行定性评价和定量评价的过程。它不仅要对医院员工的绩效做出科学的考核和评价，更为重要的是要对医院员工起到指导、教育、监督、鼓励、约束等作用。

（八）员工发展规划

医院中的绝大多数员工都有强烈的发展需求。医院人力资源管理部门要着力帮助员工实现这种愿望，引导医务人员制定个人发展规划，并使其与医院的发展相统一。

（九）工作报酬

工作报酬分为两种形式：外在报酬和内在报酬。外在报酬指医院提供的工资、奖金、津贴、保险和晋升机会等；内在报酬指员工在工作上得到的胜任感、成就感、责任感、受重视的程度和个人成长等方面的提高。此外，外在报酬还分为直接报酬和间接报酬。直接报酬是医院为员工提供的现金形式的有形收益，与员工对医院的贡献相联系，主要由工资、奖金、加班费和津贴、利润分红和股票期权等构成；间接报酬指员工得到的非现金形式的有形奖励，与绩效无关，而与级别相联系，主要是指各种社会福利和社会保险，一般包括健康保险、带薪假期、非工作日工资、退休金等。

（十）工作纪律

工作纪律是指医院员工必须遵守医院的工作规则和有关技术制度，违反者要受到事先约定的处罚和相关法律法规的制裁。

（十一）安全与健康

安全与健康是指在医院工作过程中，医院工作人员的人身安全和健康受到保护。在医院的日常工作中，客观上存在着各种可能危害工作人员安全与健康的风险。医院要分析和研究医院在医疗过程中存在的各种不安全的因素和健康隐患，制定防范预案，采取必要措施，防止和减少安全与健康事故的发生，降低医院运行成本，提高医院的整体效益。

第二节　医院工作分析与职位设计

工作分析和职位设计是人力资源管理最基本的工作，有效地进行工作说明与分析是现代医院创立和维持竞争优势的一个重要因素，工作分析的各项资料能够用于人力资源管理以及整个医院管理的各个方面，而职位设计又是医院进行人力资源规划、人力资源开发、薪酬制度制定等工作的直接依据。

一、工作分析

工作分析是人力资源管理中最基础的工作。要对医院的人力资源进行有效管理，首先必须对医院的各项工作进行分类，把不同类别的工作落实到不同的职位，使医院的每一项工作都能与具体的职位对应起来，从而保证医院能够作为一个有机整体有效运行。一家医院需要多少职位，每个职位从事什么工作，工作如何进行，对任职者有什么要求，这就是工作分析要回答的问题。

（一）工作分析的含义

工作分析又称职位分析，它是对工作的内容和与工作有关的各个因素进行系统、全面的研究，并制定工作说明书和工作规范的过程。

工作分析是人力资源管理工作的核心，它是招聘、选拔、制定薪酬制度、绩效考核和培训开发的重要依据。通过工作分析，人们可以对组织中每一项工作的内容、要求、职责、流程和任职资格等进行系统的分析和描述，对每一项工作及其任职者的职责做出具体的说明，并形成书面的工作说明书和工作规范，为人力资源管理奠定基础。

（二）工作分析的作用

作为人力资源管理的一项基础工作，工作分析的作用主要表现在以下几个方面：

1. 有利于对工作进行合理设计

对医院工作内容、流程、特点以及任职人员的技能、素质和任职资格进行分析、描述，有利于医院对组织内的各项工作进行合理的设计，为科学设计医院的组织结构奠定基础。

2. 为制定人力资源规划提供依据

工作分析通过对医院内的各项工作进行分析，划分了职务的类别以及相关对应的职系、职级，设定了医院内每一项工作对应的岗位和所需人数，使人们对医院的人力资源需求有了清晰系统的了解，从而有利于医院制定合理的人力资源规划。

3. 有利于员工的招聘和选拔

工作分析及其形成的工作说明书和工作规范，对每一个职位的学历、技能、知识、经验、年龄等任职条件进行了详细的说明和规定，这样医院在招聘、选拔员工时就有了具体的标准和明确的目标，有利于医院获取和保持人力资源。

4. 为绩效考核提供科学的论据

工作分析对每一项工作的内容都进行了清晰的界定，并规定了明确的工作质量标准，从而使绩效考核工作有了科学的依据，使医院在进行考核时，能够减少主观因素的影响，客观地对员工的工作进行考核，避免出现偏差，实现公平、公正。

5. 有利于薪酬福利政策的制定

工作分析对每个职位的工作职责、工作内容、学历、技能、经验都做了详细的规定和具体的要求，并根据工作性质和重要程度对各个职位进行了分类和分级，这就为医院制定薪酬福利政策提供了客观依据，有利于各个职位的薪酬福利待遇的合理制定。

6. 有利于培训内容的确定

工作分析明确了各个职位所需的任职条件，人力资源部门在制订培训目标、实施培训计划时，可以依据工作分析提供的这些信息，科学地安排培训内容，合理地选择培训方法，使培训工作能够更加有效地进行。

（三）工作分析的过程

1. 准备阶段

准备阶段是工作分析的第一个阶段，这个阶段的主要任务是：① 明确工作分析的意义、目的和用途；② 成立工作分析小组，一般由医院的高层管理人员、人力资源管理专业人员、本部门的人员以及外聘的专家组成；③ 对工作人员进行培训；④ 选择收集信息的方法；⑤ 做好宣传动员工作。

2. 调查阶段

调查阶段是工作分析的第二个阶段，这个阶段的主要任务是：① 制定工作分析的工作计划；② 编制工作分析所需的调查问卷、访谈提纲和观察提纲；③ 选择合适的调查方法；④ 收集数据和信息。

3. 分析阶段

分析阶段的主要任务是对有关工作特征和工作人员的调查结果进行全面、深入的分析，这些任务主要是：① 整理、汇总、核对收集的资料；② 分析和发现有关工作和工作人员的关键因素。

4. 完成阶段

在前三个阶段的基础上，本阶段的主要任务是：① 编写工作说明书和工作规范；② 总结、完善整个工作分析工作。

（四）工作分析的方法

工作分析的方法主要是通过工作岗位调查获取各种与岗位相关的信息和资料。工作岗位调查的方法多种多样，常用的方法有观察法、访谈法、问卷调查法、关键事件法、工作日志法、工作体验法、职务分析问卷法、管理职位描述问卷法、功能性工作分析法等，前六种方法通常被称为定性分析法，后三种方法通常被称为定量分析法。

1. 观察法

观察法是一种传统的工作分析方法，指工作分析人员直接到工作分析现场，针对某些特定对象的作业活动进行观察，并收集、记录有关工作内容信息，然后进行分析和归纳总结的方法。

2. 访谈法

访谈法又称面谈法，是一种应用最广泛的工作分析方法。它是指与担任有关工作职务的人员一起讨论工作的特点和要求，从而获得有关信息的调查方法。此种方法可以对任职者的工作态度与工作动机等深层次内容有详细了解。面谈的程序可以是标准化的，也可以是非标准化的。一般情况下，使用访谈法时应以标准化的访谈格式记录信息，这样能够控制访谈的内容，以便对同一职务的不同任职者的回答进行比较。

访谈法的类型主要有三种：① 个别员工访谈法；② 群体访谈法；③ 主管人员访谈法。

3. 问卷调查法

问卷调查法是指工作分析人员运用问卷调查的方式列出一组任务或工作行为，要求员工回答他是否执行了这些任务和行为。然后，工作分析人员根据这些任务或行为出现的频率，分析完成工作的重要性、执行的难易程度及其与整个工作的关系，确定它们的权重。最后，得出的分数可作为评价实际工作内容和要求的基础，形成对工作的量化描述或评价。

4. 关键事件法

关键事件法是指设置一定的表格，专门记录工作者在工作过程中那些特别有效或特别无效的行为，以此作为将来确定工作者任职资格的一种依据。

关键事件法得出的结果可用于编制绩效评价表，也可用于招聘和培训工作的决策依据。该方法的不足之处是要花费大量的时间，而且这个方法过分关注工作绩效的两个极端情况（很好和很坏、有效和无效），忽视了对平均工作绩效的考核，且不能为工作提供一种完整的描述。

5. 工作日志法

工作日志法是指按照时间顺序记录工作过程，然后通过归纳、整理，得到所需工作信息的一种信息提取方法。具体来说，员工在每天的工作中，按时间顺序记录其在工作内容、工作结果、工作时间、工作关系，甚至工作感受等方面的信息。

工作日志法的优点是分析得出的结果比较可行、有效，因为员工对自己的工作最熟悉，体会最深。它的缺点是容易出现偏差，员工可能会夸大工作难度和责任，对失误避重就轻或强调客观原因。

6. 工作体验法

工作体验法是指工作分析人员亲自体验某项工作，熟悉和掌握该工作要求的第一手资料。工作体验法的优势是工作分析人员可以了解工作的实际内容以及对员工体力和脑力的要求，有助于进行工作描述和制定岗位工作要求。

7. 职务分析问卷法

职务分析问卷法是一种结构严密的、利用清单的方式来确定工作要素的方法。这种方法的优点在于，它可以按照上述维度的得分对职位进行一个量化的分数排序，使不同职位之间可以进行比较。不足之处是，这种方法对体力劳动性质的职业适用性较强，对管理性质、技术性质的职业适用性较差。

8. 管理职位描述问卷法

管理职位描述问卷法是专门针对管理性工作而设计的工作分析问卷。管理职位描述问卷法的优点是弥补了以前工作分析问卷对管理工作的分析效果不好的弊端。但是，这一方法不适合用于分析技术专业等职位。

9. 功能性工作分析法

功能性工作分析法主要通过对人、事、信息三者之间的关系的确定来进行工作描述，以员工应发挥的功能与应尽的责任为核心，列举员工要从事的工作活动，通过归纳以上信息，得出一份完整的工作分析文件。

功能性工作分析法的优点在于它可以改变医院内的职位设置，为员工提供就业指导；它所提供的工作信息有利于职位命名与建立有组织的职系和职群。它的不足之处是对每项任务都要进行详细的分析，工作分析报告撰写起来相当费时。

二、职位设计

（一）职位设计的概念

职位设计是指根据医院的目标，并兼顾个人需要，对工作内容、工作职责、工作关系等方面进行设计。职位设计要解决的问题是组织向其成员分配工作任务和职责的方式是什么。职位设计得当对激发员工的工作动机、提高员工的工作满意度以及提高生产效率都有重要影响。

（二）职位设计的意义

首先，职位设计可以使工作的内容、程序、方法，工作关系、工作环境等方面尽可能与工作者相适应，最大限度地减少无效劳动，大幅度提高劳动生产率。

其次，职位设计更多地考虑工作对人的影响，改变工作单调重复和不完整的特征，实现工作多样化，大大减少工作单调、重复和不完整对员工造成的不良心理反应。

最后，职位设计不但改善了员工与自然环境、机器设备之间的关系，而且改善了员工之间的关系，特别是员工与上级之间的关系。这样，员工可以增强工作中的自主权和责任感，增强主人翁意识，更好地融入组织文化，而且员工与上下级和同事之间也能形成良好的人际关系。

（三）职位设计的原则

在进行职位设计时，要遵循以下原则：①给员工尽可能多的自主权和控制权；②让员工对自己的绩效心中有数；③在一定范围内让员工自己决定工作节奏；④让员工尽量负责完整的工作；⑤让员工有不断学习的机会。

（四）职位设计的内容

职位设计主要涉及以下六个方面：①内容，这主要是指关系工作性质的问题，包括工作种类、工作多样性、工作自主性、工作复杂性、工作难度和工作完整性；②职责，这是关系工作本身的描述，包括工作责任、工作权限、工作方法、协作和信息沟通方式；

③ 关系，主要是指工作中任职者与其他人之间的关系，包括上下级之间的关系、同事之间的关系、个体与群体之间的关系等；④ 结果，主要是指工作任务要达到的具体标准，包括工作产出的数量、质量和效率，以及组织根据工作结果对任职者做出的奖惩；⑤ 对结果的反馈，主要是指任职者从工作本身获得的直接反馈，以及从上下级或同事那里获得的对工作结果的间接反馈；⑥ 任职者的反应，主要是指任职者对工作本身以及医院对工作结果奖惩的态度，包括工作满意度、出勤率和离职率等。

职位设计决定了员工在其所从事的岗位上干什么，怎么干，有无积极性，能否发挥主动性、创造性以及有没有可能形成良好的人际关系等。良好的职位设计能为充分发挥员工的积极性和主动性创造条件，让员工从工作本身得到激励和满足，同时还有利于整合医院的工作系统，使工作流程、业务技术、管理方式和奖励制度等方面协调一致，促进医院的整体发展。

（五）职位设计的实施

1. 个人的职位设计

（1）工作简单化

这种方法将工作细分为最基本的部门，让每个员工专门从事某一基本的工作项目，以提高员工的熟练程度。这种方法能够降低对员工基本履历的要求和减少员工受训时间，提高工作效率，但会使工作单调、机械，易使员工产生厌烦情绪，从而降低工作质量。

（2）工作轮换

当员工觉得一种工作过于例行化，不再具有挑战性时，可把员工轮换到同一水平或技术要求相近的另一个岗位上去工作。这样可以减少员工的枯燥感，提高员工的积极性，扩大员工的技能范围，使管理人员在安排工作、适应变革、填补职位空缺时更具灵活性。但这样一来，员工在一个新的岗位上需要一段适应时间，会影响生产效率，不利于员工对某一工作项目的深入研究。

（3）工作扩大化

该方法把员工工作向横向扩展，增加了员工的工作数量，丰富了员工的工作内容，使员工工作更具多样性，其目的在于增加工作的内容。工作扩大化可以克服工作专业性过强的问题，但不能增加工作的挑战性。

（4）工作丰富化

该方法通过对工作内容的纵向扩展，增强了员工对工作的计划、执行、评估等环节的控制程度。在安排工作时，要注意使员工的工作具有完整性，增加员工的自由度和独立性，增强员工的责任感，并使员工能够及时提供反馈。工作丰富化可以降低员工缺勤率和流动率，减少组织在这方面的损失，提高员工的工作满意度。

（5）以员工为中心的工作再设计

该方法能够将医院使命与员工对工作的满意程度联系起来。它鼓励员工参加对其工作的再设计。在进行工作再设计的过程中，员工可以提出改进工作的建议，但必须说明这一改变为何更有利于实现整体目标。

2. 工作小组的工作设计

工作小组是一个被指派去完成一项大型工作的小组，其实质是在小组层面上实施工作扩大化。小组成员可自主安排工作、解决问题、制定制度。其特点是小组成员可以轮换工作，也可固定在某一岗位上。这样的职位设计能够增强小组成员的工作责任感，从而提高工作效率。但管理人员会认为工作小组削弱了他们的权力。另外，若小组人数过多，可能会产生不同的利益小组，从而削弱小组的作用。

三、医院人力资源计划与规划

（一）医院人力资源计划与规划的概念

医院人力资源计划与规划是指为达到医院的战略目标，满足未来一段时间内医院在人力资源质量和数量方面的需求，根据医院目前的人力资源状况，决定引进、保持、提高、流出人力资源的计划与规划。医院人力资源计划与规划是医院根据发展战略的要求，对未来变化中人力资源的需求与供给状况进行预测，对现有人力资源存量进行分析，制定相应的人力资源获取、利用、保持和开发策略，确保医院人力资源在数量和质量上的需求得到满足，是医院和个人获得长远利益的一项医院管理活动。

医院人力资源计划与规划有助于医院获取和引进其所需人力资源，有助于实现医院内人力资源的合理配置，使员工看到个人未来的发展机会，调动员工的积极性。

（二）医院人力资源供求分析

医院人力资源预测的基本目的是预测未来的人力需求。预测任务可以分为两个过程：预测医院对各种类型员工的需要（即需求预测），预测未来某一时期医院内部和医院外部的人员补充来源（即供给预测）。由于这两种预测取决于不同的变量和前提，因此要分别对其加以论述。

1. 人力资源需求预测

人力资源需求预测是指，为了实现医院战略目标而对未来所需员工的数量和质量进行预测，从而确定人员补充计划、培训开发方案等。人力资源需求预测是编制人力资源规划的前提和基础。人力资源需求预测的内容及相关工作，常因预测时间的不同而有差异。根据预测时间的长短，可以将人力资源需求预测分为三类：短期预测、中期预测和长期预测。

人力资源需求预测应以医院战略、目标、任务等为依据，在收集大量信息的基础上，综合考虑各种因素，科学地对人力资源的未来需求做出预测。在对人力资源的需求进行预测时，首先要调查人力资源需求的现状。如果医院已经有完备的工作分析资料，人力资源的需求预测工作就已具备了初步的基础。此外，医院还要对自身的综合技术及发展前景进行深入分析。影响人力资源需求的因素有很多，具体包括：① 市场对医院医疗服务的需求；② 人员流动率；③ 人员素质；④ 对工作效率、工作质量的要求；⑤ 影响工作效率的管理或技术因素等。

2. 人力资源供给预测

人力资源供给预测是指为了满足人力资源的需求，对未来一定时期内，从医院内部和外部获得的人力资源的数量和质量进行预测。人力资源供给预测与人力资源需求预测，构成了制定人力资源规划的完整基础。

人力资源供给预测一般包括以下内容：① 分析医院目前的人力资源状况；② 分析医院目前的人力资源流动状况及原因，预测未来流动趋势；③ 分析医院人力资源调动、升迁等情况，保证工作的连续性；④ 预测作息制度、轮班制度等工作条件的改变和出勤率的改变对人力资源供给的影响；⑤ 分析人力资源的供给来源和渠道。

人力资源供给预测通常可以分为医院内部人力资源供给预测和医院外部人力资源供给预测两种类型。其中，内部人力资源供给预测的常用方法有管理人员接续计划、马尔可夫分析、档案资料分析。外部人力资源供给来源有就业服务机构、高级管理人员代理招募机构、大专院校、随机求职等。

（1）内部人力资源供给预测的常用方法

① 管理人员接续计划。这是预测管理人员内部供给的最简单方法。这一计划的制定过程是：确定计划范围，即确定需要制定接续计划的管理职位；确定每个管理职位的接替人选，所有可能的接替人选都应该考虑到；评价接替人选，主要是判断其目前的工作情况是否达到接替的要求，可以根据评价的结果将接替人选分成不同的等级，例如分成可以马上接任、尚需进一步培训和问题较多三个级别；确定职业发展需要，将个人的职业目标与组织目标相结合。也就是说，要根据评价的结果对接替人选进行必要的培训，

使其更快地胜任将来可能从事的工作，但这种安排应尽可能与接续人选的个人目标相吻合并取得其同意。

② 马尔可夫分析。马尔可夫分析在理论上很复杂，但其应用方法却比较简单。这种方法是指找出过去人事变动的规律，以此来推测未来的人事变动趋势。

③ 档案资料分析。通过对医院人员的档案资料进行分析，也可以预测医院内人力资源的供给情况。档案中通常包括员工的年龄、性别、工作经历、受教育经历、技能等方面的资料，更完整的档案还包括员工参加过的培训课程，本人的职业兴趣、业绩评估记录、发明创造，以及发表的学术论文或获得专利情况等信息资料。这些信息对医院的人力资源管理具有重要作用。

（2）外部人力资源供给来源

① 就业服务机构。在以下几种情况下，医院一般通过就业服务机构来招聘外部人力资源：医院缺乏自己的人力资源管理部门，不能较快地进行人员招聘工作；医院过去的经验表明，它一般很难招聘到足够的人力资源；某一特定的空缺职位必须立即有人填补；需要吸引较多的特殊群体来工作；希望从竞争者那里招募到优秀人才。

② 高级管理人员代理招募机构。高级管理人员代理招募机构，即通常所说的猎头公司。这类机构可以专门为医院寻找职位高、报酬高的高级管理人才。选择这类机构作为人力资源外部供给来源能够节约时间和精力，增加拥有优秀人力资源的机会。

③ 大专院校。大专院校是医院招聘外部人力资源的重要来源，需要花费大量的时间和精力。因此，在校园招聘之前，医院必须制定详细的计划，准备好有关资料。此外，还要认真选择由谁来担当校园招聘者，以及去哪些大专院校招聘。

④ 随机求职者。随机求职者，是指随时到医院求职的人。它也是人力资源外部供给的一种来源。对于随机求职者，医院不应怠慢，而应该礼貌相待、妥善处理。否则，不仅会影响医院的形象和声誉，还可能因此错失宝贵的人力资源。

（三）医院人力资源平衡规划

医院人力资源供需平衡是医院人力资源规划的主要目的，供求预测就是为制定具体的医院人力资源供求平衡规划而服务的。人力资源供需预测结束后，一般会出现三种情况：人力资源供小于需；人力资源供大于需；人力资源总量平衡、结构失衡。一般来说，医院的人力资源总是处于失衡状态，供需完全平衡是一种例外的情况。医院要根据供求预测不同的结果，制定相应的措施，调整医院人员结构，实现供需平衡。

1. 医院人力资源供小于需

对于医院人力资源供小于需的状况，医院一方面可通过安排加班、制定有效的激励计划（培训、工作再设计、调整分配方案）等，提高医院现有人员的劳动生产率，以减少对人力资源的需求量；另一方面可利用医院外部人力资源，如进行外部招聘、非核心业务外包等。

2. 医院人力资源供大于需

对于医院人力资源供大于需的状况，医院可通过自然减员、提前退休、减少员工工作时间、离职再培训、开展新业务等方式，达到人力资源供需平衡。

3. 医院人力资源总量平衡、结构失衡

对于医院人力资源结构失衡的状况，如有些部门或岗位出现员工人数过剩，而另一些部门或岗位却存在人员不足的情况，医院可采取的解决措施有：① 对医院内部人员进行合理流动（晋升、平调、降职等），以满足空缺岗位对人力资源的需求；② 对过剩员工进行有针对性的培训，使其转移到人员短缺的岗位上；③ 进行医院内外人力资源流动，以平衡人员的供需，即从医院外部招聘合适的人员补充到相应的岗位，同时将冗余人员分流出医院。

第三节　医院人力资源管理环节

现代人力资源管理的指导思想是以人为本，把人视为最重要的可增值资源，而人员的招聘、选拔与培养、使用与激励、纪律与监督是医院人力资源管理中极为重要的环节，它们都是医院获得竞争优势的主要手段，也日益成为医院适应社会、接受挑战的重要途径之一。

一、招聘

（一）招聘的概念

招聘是指在医院总体发展战略的指导下，制定相应的职位空缺计划，并决定如何寻

找合适的人员来填补这些职位的过程。它实质上就是让潜在的合格人员对医院的相关职位产生兴趣，并前来应聘这些职位。

（二）招聘工作的创新

1. 招聘途径创新

（1）完善非正式的推荐制度

一般来说，招聘常用的捷径是熟人推荐和毛遂自荐。这些方法的好处是成本低、速度快。熟人推荐还可以帮助医院找到那些因在本单位表现优秀而不出现在人才市场上的"潜在"人才。研究发现，由于推荐人通常认为自己在本组织的声誉与所推荐人才的表现息息相关，因此其一般不会推荐不可靠的人。

（2）通过社会人才交流中介

国际上近年来出现了许多"临时雇员"租赁机构。他们用收费服务的方式来解决单位"急着用人，没有时间试用"的问题。用人单位可在任务繁忙时雇人，任务清闲时则将其退回租赁公司，从而大大降低了人力成本，也减少了自己去市场上招聘的麻烦。此类方式对医院保洁、绿化工作比较适用。

（3）接受备选进修实习人员

我国医学院校的临床教学基地主要以合同的形式将进修实习人员和活动固定下来，同时医院还承担了住院医生规范化培训和进修医生规范化培训的任务，通过这些带教和培训，也可以发现医院的潜在招聘对象。

2. 招聘测评创新

（1）运用标准化的心理测试

目前，招聘工作的难度和复杂程度越来越大，对招聘工作者的要求也越来越高。对应聘者进行标准化的心理测试，不仅可以了解应聘者的基本素质和个性特征，包括人的基本智力、认识的思维方式、内在驱动力等，还可以了解应聘者的管理意识、管理技能。

（2）招聘人员的专业化培训

不少应聘者会在市面上购买很多指导应聘技巧的书籍，对应聘做了充分的准备。在这样的高技巧的应聘者面前，参与招聘的人员要更加专业，应该接受关于招聘的培训，具备招聘的知识。

（3）委托专业机构专业人员

如果医院招聘人员的专业水平不够或者条件不具备，可以把招聘业务外包给医院以外的专业机构或人员。

3. 面试方式创新

以往的面试一般就是招聘人员向应聘者提问，询问其工作经历、教育和培训经历、职业目标、工作业绩等，长期下来，很多应聘者都掌握了"最佳"的回答方法，面试往往难以起到应有的效果。

与注重应聘者以往取得的成就不同，常规工作情景设计面试关注的是，他们过去如何实现自己的目标。这种面试方式需要招聘人员设计出好的"情景、任务、行动和结果"。应聘者被问及他们是否担当过类似角色，或是否在过去的岗位上遇到过类似的"情景"。一旦面试人员发现应聘者过去有类似的经历，下一步就是确定他们过去负责的"任务"，然后了解出现问题后他们通常采取的"行动"，以及行动的"结果"。

（1）职位角色扮演模拟测试

具体做法是，应聘者以小组为单位，根据工作中经常遇到的问题进行模拟测试，由小组成员轮流担任不同的角色，以测试其处理实际问题的能力。其最大的优点是，应聘者的"智商"和"情商"都能集中表现出来，能客观反映应聘者的综合能力，使医院在选择人才时避免"感情用事"。

（2）特定岗位需求心理测试

因为某类职业可能有特定的性格要求，例如财务人员最好是谨慎、仔细和冷静的人，而导医人员则最好是性格外向、健谈的人，因此有必要对应聘者进行特定岗位需求心理测试。这类测试最好通过计算机进行，应聘者一般认为计算机的判断比较客观，更倾向于对计算机袒露自己真实的一面。

（3）决策方式创新

通过面试与测试收集了应聘者的足够信息，下一步就是如何利用这些信息、最后决定录用哪些人员。我国传统上对一个人的评价无非"德、能、勤、绩"四个方面，通过面试与考试可以得到应聘者的各项分数，但如何采用就大有学问。一般采用的方法是求代数和，即按照应聘者分数的高低排序，择优录取。这种方法看似公平，其实是不科学的，因为"绩"是"德、能、勤"的作用结果，而"勤"又是"德"的反映，如果取代数和就重复计算了。现在创新的做法是建立多维坐标体系，对素质测评结果进行矢量分析，提高用人的准确性。

一般来说，医院的招聘人员注意应聘者"能做"什么和"将要做"什么，容易忽视应聘者"愿意做"什么。"能做"什么是由应聘者的知识和技能决定的，"愿意做"的因素包括动机、兴趣和其他个性特征。这就要求招聘者依靠面试中的一些提问来判断、推断。还有一个应该在决策时引起重视的问题，就是应聘者的价值观，即应聘者是看重收入待遇、社会地位、职位的安稳，还是自我价值的实现。如果应聘者的价值观在以后的工作中没有得到充分体现，他就不能充分发挥积极性。

二、选拔与培训

（一）人力资源选拔

1. 人力资源选拔的概念

选拔是指管理者采取一定的方法和手段对应聘者进行甄别，区分他们的人格特点与知识技能水平，预测他们的未来工作绩效，以确保最适合的候选人获得某一职位的过程。

2. 医院人力资源选拔的程序

从控制人力成本和发挥现有人员的工作积极性这两个角度考虑，医院内部的人员调整应先于医院外部的人员选拔工作，特别是对高级职位或重要岗位的人员选拔工作，更应如此。但无论采取哪一条路线，大多都要遵循以下选拔程序：

（1）应聘材料审查：通过对应聘者各种申请材料和推荐材料的审查，对该应聘者有初步的了解。

（2）选拔测试及面试：选拔测试内容包括知识、技能和心理等方面，目的是通过测试，初步评估应聘者的工作能力。面试是整个选拔过程中最重要也最有效的一个环节，它能较为真实、直观、准确地收集应聘者的信息，面试的结果对决策者的决策行为有很大影响。

（3）体检：对初步确定录用的应聘者进行身体检查，以确定其健康状况，是否有慢性病或岗位所不允许的生理缺陷。员工的身体素质对将来的工作影响很大，一位身体素质好的员工更能发挥出自己的能力。

（4）录用人员岗前培训：测试、面试和体检合格者成为试用员工。在试用员工上岗前，要对他们进行多种形式的岗前培训，使他们充分了解医院和工作岗位的状况。必要时，岗前培训也包括有关知识、技能和各种能力培训的内容。

（5）试用期考查：这个阶段的主要目的是通过工作实践，考查试用员工对工作的适应性。同时，也为试用员工提供进一步了解医院工作的机会。实际上，这个阶段是医院与员工的又一次双向选择。

（6）试用期满进行任职考核：对试用期满员工的工作绩效和工作适应性进行考核评价，合格者正式录用为医院员工，双方签订工作合同或其他形式的契约。

最后，上岗任用。

3. 医院选拔员工的主要方法

（1）笔试

笔试是指让应聘者在试卷上对事先拟好的题目做出解答，然后根据其解答的正确程度评定成绩的一种测试方法。这种方法可以有效地考查应聘者的基本知识、专业知识、管理知识以及综合分析能力、文字表达能力。

（2）面试

面试是人员选拔中最传统也是最重要的一种方法，是指通过主试者与被试者双方面对面的观察、交流等双向沟通方式，了解应试者的素质、能力与求职动机的一种选拔技术。

按面试及应试人数，面试方式分为四种：① 一个面试人对一位应聘者；② 多个面试人对一位应聘者；③ 一个面试人对多位应聘者；④ 多个面试人对若干应聘者。

根据面试所提的问题，面试方式可分为三种：① 结构化面试，由面试人按照事先设计好的结构向每位应聘者提出问题，并记录每一个问题的答案。它又被称为结构面试，效度较高，但面试人员没有机会追踪非同一般的回答。② 非结构化面试，由面试人在面试过程中随时提问，可根据每一位应聘者对前一个问题的反应提出新的问题，并通过技巧来引导应聘者做出反应，从而发现他们是否具备某一职务的任职条件。因此，对每位应聘者的提问可以有所不同。这种面试方式又被称为间接面试，效度较低，可能会忽视应聘者的技巧及背景等主要方面。③ 混合型面试，这是在实际选拔过程中最经常使用的，也是最典型的一种面试方式，它是将结构化面试和非结构化面试结合起来的一种方法。

（3）其他人力测评方法

主要有情景模拟、公文处理、无领导小组讨论与管理游戏等。

（二）医院人力资源培训

1. 培训的定义

员工培训是指将医院工作的各种基本技能提供给新进员工或现有员工，包括一系列有计划的活动，这些活动的目的是完善员工的知识结构，从而为提高医院的绩效服务。

2. 培训的基本流程

开展培训之前首先应进行培训需求分析，然后确定培训目标，目标应该尽可能地量化，以便培训结束时对培训效果进行评估。接下来要编制详细的培训计划，培训应该严格按照计划实施。最后，对培训的效果进行评估，了解整个培训的实施情况。

3. 培训需求分析

培训需求分析一般来说应从组织分析、任务分析、人员分析三个方面入手：① 组织分析，主要是指通过对医院的目标、资源、环境等因素的分析，准确地找出医院存在的问题与产生问题的根源，以确定培训是否是解决这类问题的有效方法；② 任务分析，目的在于了解与绩效问题有关的工作的详细内容、标准，以及达到工作目标应具备的知识和技能，其结果也是将来设计和编制相关培训课程的重要资料来源；③ 人员分析，主要是指通过分析员工个体的现有状况与应有状况之间的差距，来确定谁需要接受培训以及培训的内容，它的重点是评价员工的实际工作绩效以及工作能力。

4. 培训的分类

岗前培训是指为了使新进员工快速适应工作环境、达到工作要求而实施的培训。

在岗培训是指对在岗员工实施的培训，根据培训目的不同可以分为：① 转岗培训，即对已被批准转换岗位的员工进行的、旨在使其达到新岗位要求的培训；② 晋升培训，即对拟晋升人员或后备人才进行的、旨在使其达到更高一级岗位要求的培训；③ 岗位资格培训，通过培训和考试，使新进员工取得相关资格证书（一般几年内有效），以获得上岗资格；④ 新知识新技能培训，医院员工必须不断学习新知识和新技能，以适应现代医学技术发展的需要。

外派培训是指员工暂时离开工作岗位，到院外参加培训班、研讨会、考察、进修、攻读学位等的培训方式。选择外派培训的情况主要有三种：① 医院自身开展培训的能力有限，需要学习外界的先进方法和经验；② 对有前途的重点培养对象，医院希望他们能够系统地学习有关理论知识；③ 员工出于自身发展的考虑，主动要求出国进修。选择外派培训，医院往往需要支付较高的培训费用，所以一般会要求员工培训期满后继续为医院服务，通常会以培训合同的形式对其进行约束。

5. 培训的评估

在培训过程中或培训完成后，医院应该对培训效果进行评价，看是否达到培训要求和目标。

培训项目的评估：主要评价培训项目的优势和不足、受训人员的感知，进行培训成本效益分析，从而为未来选择一个最优的培训计划。

培训效果的评估：传统的培训评估主要根据柯氏四层次模型（反应、学习、行为、结果）来进行（如表4所示）。关于反应与学习的信息是在受训者返回工作岗位前收集的，而关于行为与结果的标准和衡量受训者在工作中应用培训内容的程度是用来判断培训效果的。

表 4　培训评价的标准

层次		内容
I	反应	受训者满意程度：他们是否喜欢这些项目，讲授的过程是否清楚有用，他们是否确信他们已经完成所学的这些材料
II	学习	知识、态度、技能、行为方式的收获：他们是否掌握培训教授的新知识和新技能，他们是否能谈论以前不能谈论的知识
III	行为	工作中行为的改进：他们现在是否能做以前不能做的事情，他们能否在工作中表现出新的行为，绩效是否有所改善
IV	结果	受训者获得的经营业绩：在生产率、成本节约、反馈时间、工作绩效的质量或数量方面是否有确实的成效，培训项目是否有实用价值

三、使用与激励

（一）概述

我们说一家医院员工的积极性能不能发挥、发挥多少，在很大程度上取决于员工动机能否被激发和其愿望被满足的程度，这涉及激励问题。

1. 激励的概念

激励就是创造满足员工各种需要的条件，从而激发、引导、保持和规范员工的行为，以有效地实现组织及其成员个人目标的系统活动过程。当我们讲到一个管理者激励了他的下属，实际上是指他满足了下属的动机和愿望，并引导他们按其所要求的方法去行动。通俗地说，激励就是调动人的积极性。

我们在理解激励的含义时应把握以下要点：① 激励的出发点是满足员工的各种需要；② 激励贯穿于员工工作的全过程；③ 激励过程是综合运用各种激励手段的过程；④ 激励的实现需要借助信息沟通；⑤ 激励的最终目标是使组织目标和个人目标相统一。

2. 激励的原理

激励是针对人的行为动机而进行的工作。医院领导者通过激励使下属认识到，用符合要求的方式去做需要他们做的事，会使他们的发展需求得到满足。为了进行有效的激励，收到预期的效果，领导者必须了解人的行为规律，知道员工的行为是如何产生的，产生以后会发生何种变化，这种变化的过程和条件有何特点等。

行为科学认为，需要引起动机，动机产生行为。从需要到目标，人的行为过程是一个周而复始、不断进行、不断升华的循环，即需要引发动机，动机导向行为，行为达到目标，目标反馈需要。

领导者要想正确地引导员工的行为，必须做到：① 分析需要的类型和特点；② 研究需要是如何影响人的行为以及影响程度是如何决定的；③ 探索如何正确评价人们的行为结果，并据此予以公正的报酬，使人们保持积极、合理的行为，或改正消极、不合理的行为。

（二）激励理论

提高激励水平的一条重要途径是对激发动机的方法的探索，许多科学家从不同角度对此进行了深入的研究。内容型激励理论着重对引发动机的因素，即激励的内容进行研究，主要成果包括美国近代社会心理学家马斯洛的需要层次理论、美国心理学家弗雷德里克·赫兹伯格的双因素理论、美国社会心理学家戴维·麦克利兰的成就需要理论。过程型激励理论着重对行为目标的选择，即动机的形成过程进行研究，如美国学者亚当斯的公平理论。调整型激励理论，也称行为改造型激励理论，着重对激励的目的进行研究，主要成果包括美国心理学家斯金纳的强化理论、奥地利心理学家弗洛伊德的挫折—攻击理论。

（三）激励艺术

所谓激励艺术，就是激励执行者在实施奖励和惩罚的过程中，创造性地运用激励科学的一般原理、原则和方法，为最优化、最经济、最迅速地实现激励目标所提供的各种技巧和能力。它是一般艺术形态在激励中的运用、发展和具体化，是对人们千百年来的激励实践的高度提炼、综合和总结，是以一定的科学知识为基础，从方法与技巧的角度对激励进行的一种挖掘和揭示。激励的艺术主要有激励的空间艺术、时间艺术和语言艺术等。

四、纪律与监督

随着医疗体制与机制改革的深化，医院需要建立一套系统完善的规章制度，使各项工作规范化、制度化、程序化，让全体人员在工作中有法可依、有章可循。加强对医院人力资源的监督管理和纪律约束非常重要，它是各项工作顺利进行的基础和保证。违反医院的规章制度和工作纪律都应受到相应的制裁。

第一，制定严格的纪律与监督机制是贯彻和落实各项医疗方针政策的需要。规章制度是人们在工作中应遵守的准则。医院的各项规章制度是根据政府医疗卫生方针、政策和规定并结合医院的具体情况而制定的，是医疗卫生方针、政策和规定的具体化，从而保证医院贯彻和执行政府的相关政策和要求。医院人力资源管理部门要不断与时俱进，注意新形势、新政策、新的管理思想，删除或修改不适用于新情况的人力管理规章制度，使医院人力资源管理的相关制度更加完善。此外，医院要加强对员工行为的监督，严明纪律，使医院的有关规章制度得到落实。

第二，建立健全人力资源管理纪律是规范各项工作、提高工作效率的保障。医院规章制度是医院一切业务和行政管理工作的基础与准绳，是全体员工共同遵守的规范和准则。医院应明确规定员工什么事可做，什么事不可做，应该怎么做。这样，各部门分工明确，职责清楚，相互协作，能够避免不必要的推诿现象，提高工作效率，是医院工作规范化、系统化和提高工作效率的保障。工作效率的提高有助于减少单位成本，从而提高医院的经济效益和社会效益。

第三，加强人力资源管理纪律建设，有利于提高医院的人力资源管理水平。人力资源管理纪律和规章具有行政法规性和约束力，能够以统一的规定和程序规范工作人员行为，统一思想，保证医院沿着正确的轨道可持续发展，实现管理目标。人力资源管理纪律和规章能使医院各项工作程序化、规范化，使资源优化组合，合理分配，保证管理工作能有效、有序运行。再者，医院的人力资源管理纪律和规章是在多年实践的基础上，通过不断学习和积累而健全的，为领导者从经验管理走向科学管理提供了依据，能够有效地防止经验主义，保证工作的连续性和稳定性，不会因为个别部门领导的更换而影响工作的正常进行。另外，人力资源管理纪律和规章对各职能科室、各业务部门的职责和工作规范都有详细的说明，医院领导可适当下放权力，从烦琐的行政事务当中解脱出来，将更多的精力用于抓全局、抓重点，制定全院性战略计划，保证医院在竞争激烈的医疗市场上稳步发展。

规章制度的制定只是第一步，人力资源管理监督的关键在于规章制度出台后要付诸实施，在实施的过程中不断检查与完善。医院应保证各项工作都能按规定执行和完成，并对落实情况进行分析反馈，以便在今后的工作实践中不断完善规章制度，以及纪律与监督机制。

第四节　医院人员考评与薪酬设计

员工工作的好坏、绩效的高低直接影响着医院整体效率与效益。因此，提高员工的工作绩效是医院管理的一个重要目标。绩效管理的目的之一是为薪酬管理提供信息依据。制定科学、规范、合理的薪酬制度，激发员工的工作积极性，以保证医院获得满意的经济效益，是医院人力资源管理体系的重要内容之一。

一、绩效考评

医院人员考评是指医院以既定标准为依据，对其人员在工作岗位上的工作行为、工作表现和工作结果等情况进行分析、评价和反馈的过程。有效地评价员工的绩效，不仅可以使领导者掌握员工对公司的贡献与不足，在整体上为人力资源的管理提供决策依据。绩效考评并非独立、固定不变的，它受多种因素的影响，与多种因素相互作用。

人员考评是医院人力资源管理必不可少的组成部分，也是医院激励机制的重要组成部分，只有对员工的工作绩效做出公正的鉴定和评价，奖罚分明，才能充分调动员工的积极性，使其为实现医院经营目标而努力工作。

人员考评的作用是：① 通过考评对员工的工作成绩予以肯定，能使员工获得满足感，从而激发员工工作的积极性、主动性和创造性。② 考评能为医院的人力资源管理，如人员的晋升、奖惩、调配等提供客观而公平的决策依据。③ 有效的人员考评有助于医院帮助员工进行职业生涯规划，一方面可以根据人员考评的结果，制定正确的培训计划，提高员工素质；另一方面可以发现员工的长处和特点，使员工充分发挥个人长处，促进员工个人发展。④ 在考评过程中持续地进行沟通，有利于及时指导员工改进工作方法，为员工提供参与管理的机会，增进对彼此的了解，使员工产生被重视的感觉，从而激励员工的工作热情。

二、薪酬设计

（一）概念、目的与意义

1. 薪酬概念与薪酬构成

薪酬的概念有广义和狭义之分。广义的薪酬主要由三个部分组成：① 货币形式的劳动收入；② 非货币形式的各种福利；③ 心理效用报酬。其中，货币收入和各种福利称为外在薪酬，心理效用报酬称为内在报酬。货币形式的劳动收入主要包括基础工资、绩效工资、奖金、股权、红利、各种津贴等。福利主要包括保险、补助、优惠、服务、带薪休假等。心理效用报酬主要是指由工作环境、工作本身和组织状况给员工带来的心理上的收益与满足。例如，工作舒适、安全，交通便利，同事关系融洽，上司关心下属，良好的组织文化，从事自己喜欢的工作，工作有成就感，工作有成绩时能得到认同和奖励，有提高和发展的机会等，这些都是员工看重的内在报酬。

本部分谈及的薪酬概念是指狭义上的薪酬，即以货币形式付给员工的报酬，它是广义薪酬的一部分。

2. 薪酬管理的目的和意义

从医院发展的战略高度看，薪酬是实现组织战略目标的重要工具。首先，薪酬对员工的态度和行为有重要影响，它不仅会影响组织吸引和保留的员工类型，还会成为统一员工的个人利益与组织利益的有力工具。从员工的角度来看，薪酬不仅对其生活水平有很大影响，还是显示其社会地位、社会价值的重要标志。从医院的角度来看，薪酬又是医院的重要成本项目。因此，医院在付出薪酬之后，能否使员工满意，能否调动员工的积极性，能否吸引并留住医院需要的人员，能否有利于医院目标的实现，都取决于薪酬管理是否科学、合理。

（二）人力资源薪酬结构

薪酬一般由两部分组成：基本薪酬和辅助薪酬。基本薪酬包括基础薪酬、工龄薪酬、职务薪酬、技能薪酬、岗位薪酬、学历薪酬等。辅助薪酬包括绩效工资、股利、红利、各种津贴等。薪酬结构是指一个组织中各种工作之间的报酬水平的对应关系，包括不同层次工作之间报酬差异的绝对水平和不同层次工作之间报酬差异的相对水平。

通常，薪酬结构是指传统的职务等级结构和宽带结构。我国普遍采用的是薪点制薪酬结构，具体可分为两类：以职位为基础的薪点制薪酬结构；以任职者为基础的薪点制薪酬结构。无论哪一类薪酬结构，都要建立在薪点表的基础上。

1. 以职位为基础的薪点制薪酬结构

以职位为基础的薪酬结构设计，是在职务评价的基础上，根据组织的薪酬政策进行的。这种薪酬结构包括每一个职位、职级的薪酬范围。

（1）薪点表的设计

所谓薪点表是指组织内部薪酬的等级序列表。它将组织的薪酬水平从低到高划分为若干薪等，再把每个薪等划分为若干薪级。例如，某一制药企业将其薪酬结构划分为十五个薪等、十个薪级。相邻的薪级之间的差距为级差，低一等薪等的最高薪级与高一等薪等的最低薪级之间的差距为等差。不同薪等内部的级差往往是不相等的，薪等越高，薪点数量越大，级差也越大。一般来讲，等差可以与下一个薪等内的级差相等，也可以比这个级差大。薪等越高，薪点越大。

（2）确定职位等级

职位等级是指根据职位评价结果将组织内的职位划分为若干等级，然后针对不同的职位等级设计其工资范围。职位等级往往按组织规模大小来确定，大型组织的职位等级可能超过十个，规模较小的组织的职位等级一般在五到九个。职务等级的划分是在职位评价的基础上进行的。在职务评价过程中，对不同的职位情况赋予不同的点值，由于组织内职位数量众多，不可能一个职位一个等级，所以把职位评价点值相近的归为一个职位等级。每一个职位等级涵盖的职位评价点值的范围可以采用三种方式来确定。一种是等差方式，如职位评价点值在 100 以下为 1 等，101 ~ 200 定为 2 等，201 ~ 300 定为 3 等，依此类推。另一种方式是递增方式，即较低职位等级所含的点值差距较小，较高职位等级所含的点值差距较大。例如，评价点值在 50 以下定为 1 等，150 以下定为 2 等，300 以下定为 3 等，依此类推。还有一种方式是递减方式，与递增方式相反。显然，如果某一职位等级涵盖点值的范围小，那么职位等级数必然增多；相反，则职位等级数减少。

职位等级数太多，虽能更好地反映出公平性，但是会使薪酬结构过于复杂，增加管理成本。如果职位等级过少，则一个职位等级中涵盖点值的范围过宽，点值范围内上层职位的员工就会感到他们的职位价值被低估，容易产生不公平感。因此，组织内部职位等级划分工作，要在内部公平性和管理效率之间寻求平衡。

（3）确定薪酬范围

在前两项工作的基础上，为每个职位等级确定薪酬范围。所谓薪酬范围是指每个职位等级内最低薪酬与最高薪酬间的变动范围，它是同一职位等级中不同人员的工资范围。如何确定薪酬范围呢？一般采取的办法是：通过市场薪酬调查得到相关数据，然后结合组织的薪酬战略（领先型、拖后型和匹配型）确定组织薪酬政策线，市场薪酬可作为组织薪酬范围的中点薪酬值，即中点薪酬。根据组织薪酬政策线的回归方程可以计算出每个薪酬等级的中部职位的平均薪酬率，这个平均薪酬率就是这一工资范围的中点。然后，根据组织的具体情况确定合适的薪酬"带宽"，再计算出具体职位等级的最高薪酬和最低薪酬。

最低薪酬 = 中点薪酬 /（1+1/2 × 带宽）

最高薪酬 = 最低薪酬 ×（1+ 带宽）

算出最低和最高薪酬后，要在薪点表中找到最低和最高工资分别对应的薪等和薪级，从而画出该职位等级的"薪酬通道"。

在不同职位等级的工资通道之间还存在着重叠式的结构，即低一等职位等级的最高薪点高于高一等职位等级的最低薪点。重叠部分的比例称为重叠比例，重叠比例大，代表员工的薪酬并不完全取决于职位的高低；反之，重叠比例小，则代表员工要想获得较高薪酬，主要依靠职位的晋升。

2. 以任职者为基础的薪点制薪酬结构

以任职者为基础的薪点制薪酬体系，不是根据职位的价值来确定员工的报酬，而是抛开职位的因素，完全按照员工具备的与工作相关的能力的高低，来确定其报酬水平。以任职者为基础的薪点制薪酬结构主要有两类：以知识和技能为基础的薪酬结构；以素质为基础的薪酬结构。

（三）人力资源薪酬体系的设计及管理

人力资源薪酬体系的设计是一项复杂的系统工程。其基本程序是：工作分析与评价、市场薪酬调研、研究薪酬管理原则和政策、设计薪酬体系。薪酬体系设计的重点主要有两项，即薪酬结构的设计和薪酬形式的设计。其中，薪酬结构的设计已在前面介绍，这里将重点介绍薪酬形式的设计。薪酬的基本形式有三种：基本薪酬；激励薪酬；成就薪酬。

1. 基本薪酬

基本薪酬是指员工只要在组织就业就能定期拿到的固定数额的劳动报酬。

基本薪酬的设计依据：① 基本薪酬可以为员工提供一个稳定的收入，以满足其基本的生活需要，保证劳动力的再生产需要，这一设计思想是符合薪酬管理的补偿原则的。② 在一般情况下，员工有避免承担风险的倾向，与一个希望值更大但不稳定的收入相比，稳定的收入可以给员工带来更大的效用。也就是说，员工不希望承担收入不稳定的风险。在一定范围内，他们宁可接受一个较低但较为稳定的薪酬，而不愿意接受一个稍高但不稳定的薪酬，这样可以减少组织的薪酬总额，有利于降低劳动力成本，这是符合薪酬管理的经济性原则的。

基本薪酬包括基础薪酬、工龄薪酬、职务薪酬和岗位津贴、工作津贴等。如前所述，基本薪酬有帮助员工避免收入风险和降低组织劳动成本的好处。但是，基本薪酬不能起到调动员工积极性的作用，因为基本薪酬与员工工作的努力程度和劳动成果没有直接联系。为此，基本薪酬与激励薪酬、成就薪酬三者要有一个恰当的比例。基本薪酬太高，不利于调动员工的积极性。但是，考虑到员工承担风险的能力，也不能把基本薪酬定得太低。

2. 激励薪酬

激励薪酬是薪酬中随着员工工作努力程度和劳动成果的变化而变化的部分。激励薪酬主要有三种形式：投入激励薪酬；产出激励薪酬；长期激励薪酬。投入激励薪酬是薪酬随员工工作努力程度的变化而变化的薪酬形式，产出激励薪酬是以劳动产出和劳动成果为对象的薪酬形式。投入激励和产出激励的共同特点是当员工完成一项任务时，若其工作努力、出色，组织随后将给予其一定的奖励，这种奖励属于重视一时、一事的短期激励。要使员工长期关心组织利益，必须对其进行长期激励。有些企业实行的"雇员持股计划"就是一种长期激励方式。

3. 成就薪酬

成就激励是指员工在组织工作中有成效，成绩突出，组织以提高其基本工资的形式付给员工报酬。成就薪酬与激励薪酬的相同之处在于它们都取决于员工的努力工作及其对组织做出的贡献和成就，不同之处在于激励工资是与员工的现实表现和成绩挂钩的，而成就薪酬是对员工过去很长一段时间里所取得的成就的"追认"，是以基本薪酬的形式增加的，只要在组织就业，就不会失去。

成就薪酬可以把基本素质不符合要求的员工筛选出去，因为成就薪酬是付给长期取得突破成就的员工的，基本素质不符合要求的员工很难获得成就薪酬，因此部分人员在求职时会进行"自我筛选"，不到该组织工作。此外，它能减少素质较好、有望做出突出贡献的员工的流动性，从而减少组织的人力资本损失。这是因为，成就薪酬的增加是与员工的长期表现挂钩的。如果员工在组织工作一段时间后便离开，收入就会受到损失，为了避免损失，员工在考虑跳槽时就会更加慎重。

三、医院职业保障

（一）劳动保护与社会保障

1. 医院劳动保护

劳动保护是指为了保护劳动者在工作过程中的安全与健康，预防职业病，防止人身事故发生，而对工作条件与劳动环境进行改善的一系列措施与活动。为了做好劳动保护工作，医院应积极采取各种安全技术措施，控制或消除工作过程中极易对员工造成伤害的各种不安全因素；应积极采取各种劳动卫生措施，改善医院的劳动卫生条件，避免化学的、物理的、生理的有毒有害物质危害员工的身体健康，防止发生职业危害；应做到劳逸结合，严格控制加班加点，保证员工有充足的休息时间，保持旺盛的劳动精力；应根据工作性质与劳动特点，做好劳动防护用品的选购、贮存、保藏、发放等工作；应对特殊岗位员工进行上岗培训，并组织考核，发放上岗准许证。

2. 职工社会保障

社会保障的主要内容有社会救助、社会保险、社会福利和社会优抚。医院应为员工提供良好的社会保障，并强化员工个人的自我保障意识，形成国家、单位和个人合理负担，辅以社会捐助的多渠道医院职工社会保障结构。

（二）医疗服务的职业特点与风险分解

1. 医疗服务的职业特点

医疗服务专业性强，如一名合格的医生须经过较长时期的专业教育，还须积累经验，这就决定了医生职业门槛较高，稳定性强；医疗服务工作压力大，如医生的工作时间较长且不固定、强度大；医疗服务信息不对称，患者依赖医生，医生治疗决策的自由裁量权较大，即使在程序上会征求患者意见，但在实质内容上还是医生主导；医疗服务非标准化，因为疾病具有多样性，医生对每位病人的服务标准和流程都难以做到高度程序化和标准化；医疗服务职业风险高，由于医学科学的复杂性和治疗条件的有限性，再加上不同的个体差异和疾病复杂性，误诊和责任事故导致患者不能完全治愈或发生死亡是在所难免的。医疗服务职业的特点是互相影响的：正因为专业性，才有信息不对称情况的存在；有了信息不对称，所以要强调通过制度安排，让医生在医疗过程中真正代表患者利益。在医疗服务难以标准化、医生的工作强度和精神压力较大的情况下，医疗服务存在较高的职业风险。

2. 医疗风险合理分解

在医疗服务过程中，医疗差错难以避免，但是一旦发生医疗事故就应承担相应责任。同时，也应该看到医生可能承担的责任，特别是经济赔偿责任，这也是一种职业风险，完全由医生个人或者医院承担这种风险不但不合理，有时也不可行。在举证责任倒置的情况下，医生不愿承担适当的风险为患者治疗，甚至倾向选择一个有利于保护自己而不利于患者的医疗措施，这与缺乏分散医生职业风险的保障体系有关。

因此，医院应该将承担医疗责任同处理纠纷事务区分开来，逐步建立起医疗事故纠纷代理制，推行医生职业风险保险制度，提高医生抵御职业风险的能力，进而分散医生的职业风险，化解医患矛盾。

（三）建立和谐的医院劳动关系

建立和谐的医院劳动关系的途径主要有以下两条：

1. 培训专业主管人员

医院劳动争议或工作纠纷，有许多是不合理的报酬、不正当的处罚和解职、侵犯隐私及自尊、不公平的评价、不安全的劳动环境等造成的，这些都与医院人力资源管理部门和其他职能主管人员的思想作风、业务知识、法律意识有直接关系。因此，建立和谐的医院劳动关系的重要前提是对人力资源管理部门及其主管人员进行培训，使他们增强改善劳动关系的意识，掌握处理劳动关系的原则和技巧。

2. 提高员工工作生活质量

不断努力提高员工的工作和生活质量是从根本上改善劳动关系的途径。反过来，提高员工的工作和生活质量，也有赖于加强与员工的沟通、加强对员工的劳动保护、开展员工援助等。改善医院的劳动关系，也是医院人力资源管理的重要目标之一。

第五章　医疗质量管理

第一节　医疗质量管理的内容

一、医疗服务部门组织架构形式

医务处包含医务本部、病案统计室、医疗保险办公室、综合接待办。医务本部由质控办产科安全办公室、应急管理办公室等组成。具体组织架构如图 5 所示。

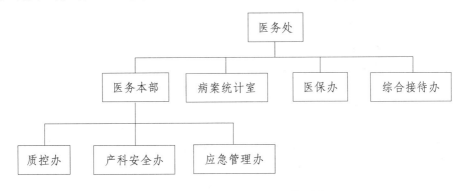

图 5　医疗服务部门组织架构形式

各部门的岗位职责如下：

（一）医务本部

在院长的领导下，具体组织实施全院的医疗质量管理、医疗安全管理、质控、感染管理、病案管理。

制定本处（室）的工作制度、规定、办法、程序，解释、解答有关法规、制度中的重大问题，确保本处（室）工作的标准化、规范化、科学化。

拟订有关业务计划，经院长、副院长批准后，组织实施；日常督促检查，按时总结汇报。

配合医院推进临床学科建设、人才培养及重点专科专病建设。

掌握医疗科技及医疗市场的动态，做好调研工作，合理调整、配置医院的医疗资源，使其充分发挥作用。

深入各科室，了解和掌握情况；组织重大抢救和院内外会诊；督促各种制度和常规的执行，定期检查，采取措施，提高医疗质量，严防事故发生。

对医疗事故进行调查，组织讨论，及时向院长、副院长提出处理意见。

实施全院医务技术人员的业务训练和技术考核，并检查训练与考核成效，不断提高全院医务技术人员的业务技术水平；协助职能部门做好卫生技术人员的晋升、奖惩、调配工作。

组织执行临时性院外医疗任务和实施对基层的技术指导工作。

督促各科人员外出进修，检查贯彻执行情况。

管理、组织医院开展全面质量控制工作，杜绝医疗事故和重大差错。

管理、指导患者投诉及医疗纠纷处理工作。

组织安排各项指令性的社会活动。

完成分管院长临时交办的工作任务。

（二）医疗质量控制办公室

传达并落实上级行政机构发布的各项医疗质量管理制度、规范、标准和指南；配合上级相关医疗质量管理与控制信息系统，进行医疗质量主要指标信息的收集、分析和反馈。

利用信息化手段加强医疗质量管理，构建质量管理质控体系；切实落实医疗质量安全核心制度。

全面配合上级卫生计生行政部门对本院的医疗质量管理情况的监督检查工作；对于本市各专业质控中心、市/区卫生监督所的各项督查，做好相关组织、准备等工作；及时分析和反馈相关的督查结果，敦促并协助相关科室做好整改工作。

定期组织医院内部各项质量督查的考核、反馈及整改，主要包括：病历质量督查；临床科室核心制度台账的日常监督；手术安全核查；通过 OA 平台或微信等手段及时反馈在历次院内外的各项考核中发现的问题，并敦促相关科室及时整改，拾遗补阙，根据实际情况酌情追查整改结果等医疗质量管理事宜。

进行医院电子化临床路径的管理。

全院 MDT（多学科诊疗模式）管理工作。

远程医疗会诊管理。

定期医务简报制作。

国家临床重点专科管理。

（三）产科安全办公室

1. 负责院内产科质量管理

认真落实相关文件的工作要求，建立和健全院内相关工作制度，组织医务人员开展产科相关业务及三基知识（基本理论、基础知识、基本技能）培训和考核，组织开展院内产科安全工作自查和质量控制，并进行针对性整改。负责数据质量控制及信息统计报告工作的管理，按时上报产科服务能力相关统计报表。每个助产医疗机构必须做到"五清"：医务力量清、业务状况清、工作流程清、服务质量清、追踪结局清。

2. 重点孕产妇全程追踪随访

在对所有本院建卡孕产妇进行登记和管理的基础上，按照产前检查风险评估和动态变化情况加强追踪随访和管理，尤其是对有低、高风险的孕妇。对转入或转出医院的孕产妇，根据管理规范及时进行信息录入和报告。

3. 协调危重孕产妇和新生儿抢救

根据有关文件规定，及时组织各方力量对本院的危重孕产妇和新生儿进行抢救。市级孕产妇会诊抢救中心和新生儿会诊抢救中心所在医疗机构，在接到会诊抢救的请求报告后，要及时协调并派出副主任及以上职称的专家或专家团队到现场进行会诊抢救。

（四）应急管理办公室

组织制定和完善突发公共卫生事件应急处理技术方案、突发公共卫生事件医疗卫生救援应急预案。

制定卫生应急装备与物资储备目录，建立健全应急装备与物资管理制度。

组织突发公共卫生事件应急处置技术培训和演练。

发生突发公共卫生事件时，及时组织协调突发公共卫生事件应急处置工作，为基层提供技术支持。随时追踪事件进展及处置工作动态，及时完成总结并呈报相关部门。

收集突发公共卫生事件监测信息，并进行动态、趋势分析和预警，及时上报主管部门。

制定督导、评估计划，对医疗机构的突发公共卫生事件应急处置工作进行督导和评估。

（五）病案统计室

在处长的领导下，负责病案统计室的行政业务工作。

负责病案统计室科员工作质量的检查与考核。

负责病案统计室新项目的论证和相关工作的开展，负责起草病案统计室各项工作制度及各类表格，以及相关病案用纸的设计校对。

负责病案统计室的业务培训、业务学习。

负责全院关于病案首页填写及相关数据的采集系统、统计口径培训。

负责全院每半年一次的相关三基培训及相关问题点评分析。

作为病案首页质量控制的主要负责人员，领导科员须完成对病案首页的质控管理。

及时完成院领导、分管处长及相关职能科室交代的临时性任务。

配合医院完成发展、考核、改革、晋升等工作，负责相关数据、病种的提供与采集。

协调和做好病案翻拍、存放相关工作。

（六）医疗保险办公室（医保办）

宣传、解释医疗保险（以下简称医保）政策和规定，指导全院各科室做好医保工作。

制定医院医保相关的系列工作制度、工作流程并适时进行补充、修改完善。

根据医疗保险办公室（以下简称医保办）下达的医保总控指标，结合医院的发展目标和临床科室特点，制定医保考核指标和方法，经院部批准后组织实施。

处理与协调在医疗、收费中涉及医保的问题，并做好与市、区医保主管部门的联络工作。

沟通、联系科室主任及医保专管员，检查及指导科室医保"五合理"工作。

定期抽查医保住院病历、协助门急诊办公室及药学部抽查门急诊医保处方，发现问题及时反馈到科室及个人，并进行处理。

全面了解、分析全院的医保状况，定期做好数据统计。

根据医保办的要求，做好医院内"诊疗项目库""医用耗材库""医保执业医师库"

及"医保药品库"的建设和动态维护工作。

协助财务、信息等相关部门做好每月一次的医保费用的结算工作。

协助信息处、财务处等相关职能部门做好医保日对账工作。

协助财务处做好医保费用的年度清算工作。

协助设备处、财务处做好新耗材价格备案工作及医保代码的申请工作。

负责外省市病人及医院集团成员在本院的医保定点医疗工作。

负责大病登记、造口袋登记、住院病人转诊审批等工作。

负责接待市医保监督检查所及区医保办的常规大检查和不定期检查工作，起草并落实整改措施。

协助市、区医保事务中心的高额费用病历检查、各种专项检查、"两高"人员检查。

负责妥善处理市卫生、医保联合投诉工作。

负责少儿学生医保、大学生医保、三类人员医保等居民相关工作。

接待及处理医保相关的医疗纠纷。

完成院领导安排的各项临时性任务，参加各种会议。

（七）综合接待办

督促全体医务人员认真贯彻执行各项医疗法规、诊疗常规、护理常规等有关制度和规定，减少医疗缺陷，防范医疗事故，保证医疗工作正常有序进行。

修订医疗争议办公室的工作流程、规章制度、争议预防和处理预案并存档。

安排医疗投诉或医疗纠纷的分级接待；对复杂的医疗争议做进一步调查，配合医务处长做好组织专家讨论，提出处理预案，必要时提请医院"医疗质量与安全委员会"讨论，并将讨论结果汇报院领导。

主持涉及赔偿的医疗争议协商会议，并在院领导的授权下签署协议。

起草、修改、编纂医院医疗争议案件的法律文书；作为院方委托代理人处理医院医务人员的医疗争议鉴定；作为院长委托代理人处理医院医疗纠纷案件。

负责全院各科每月的医疗安全考核（包括医疗纠纷的处罚），及时总结医疗争议的情况，对存在的问题，由分管医疗院长在医疗质量讲评会议上进行分析。

组织对医务人员的医疗法律、法规培训，特别是对新职工的有关法规培训。

处理与医疗有关的信访工作，按规定向上级部门上报医院医疗争议情况。

接待并按规定协助公安局、法院、检察院、律师、保险公司、个人委托等因公对医院一些医疗行为进行的调查、取证及谈判、沟通工作。

负责本院医疗纠纷的医疗保险理赔工作。

负责本办公室物资的保管维护工作。

完成精神文明相关内容的统计录入工作。

完成上级部门安排的各项任务，参加各种医疗会议或指令性会议。

二、医疗质量考评指标体系

根据目前医务处月度考核评分标准，医疗质量考评指标体系如下。临床科室日常考核共一百分，共分三级指标。一级指标包括：质量安全八十五分，医院感染十五分。二级指标中的质量安全指标，可进一步细分为科室管理、质控督查、病历质量管理、转科及疑难收治情况、放射防护管理、临床路径及单病种管理、三基培训、输血管理、药事管理及其他考核。对于上述各项二级指标，分别设置三级指标，进行具体考核。

科室管理共二十分，包括值班管理、人员资质管理、三级查房、科室台账的及时性及质量、交班质量、月度自查表的及时性及质量、医务反馈表的落实及医院各项会议的出席情况等。

质量督查共七分，其中对上级市各项质量控制的督查共五分，院内质量督查共二分。对于前者的质控结果，全市三级医院排名前三者，考核加一到一点五分；排名后百分之五十者扣二分；排名后百分之三十者扣三分。对之前市质控反馈的内容及时进行整改者，经医务追踪确认，酌情加一分。另根据医院内部各科室对于医疗质量及改进情况予以打分，最高二分。

病历质量管理共十二分，其中质量管理十分，病案归档二分。前者根据每月各科室的运行情况及终末病历的抽查平均分，换算为十分制，后者根据每月各科室病历归档的及时性及完善性由病案统计室予以考核。

科室的转科病人及疑难收治情况考核共五分，若存在拒收因病情需要而转科的患者的情况，一经查实予以扣分。

放射防护管理共二分，依据放射防护的各项要求打分。具体内容包括防护宣传及教育，迎接上级对放射防护的检查等。

临床路径及单病种管理共八分，若按医院要求推进及保质保量完成临床路径及单病种工作，给予满分，反之减分处理并反馈。

三基培训考核共十分，其中三基考核五分，三基培训出勤情况五分。前者根据院内、科内人员参加三基理论与技能考核成绩的平均分换算评分，后者根据各科出席三基培训人员达到医务处所规定的出席人员的比率要求打分。每低于百分之一，扣一分，扣完为止。

输血管理共五分，根据输血科所反馈的临床科室血液使用的合理性、规范性打分。并抽查科室的相关输血病历书写的规范性。

药事管理具体根据药剂科的反馈打分，其中抗生素管理共八分，具体内容包括抗菌药物使用率及使用强度；合理用药共五分，主要依据药剂科临床药师日常药事监控资料。

"其他"部分共三分，考核内容机动。主要针对偶发性并给医院造成不良影响的科室事件，发生一例扣二分。

第二节　医疗质量管理的措施

一、医疗技术全过程管理

为加强医疗技术临床应用管理，建立医疗技术准入和管理机制，促进医学科学发展和医疗技术进步，提高医疗质量，保障医疗安全，依据《医疗技术临床应用管理办法》，结合医院实际，对医疗技术实行全过程管理。

（一）医疗技术的分类及分级

1. 医疗技术的分类

第一类医疗技术是指安全性、有效性确切，医疗机构通过常规管理在临床应用中能确保其安全性、有效性的技术。医疗技术临床应用由医院根据功能、任务、技术能力实施严格管理。

第二类医疗技术是指安全性、有效性确切，涉及一定伦理问题或者风险较高，卫生行政部门应当加以控制管理的医疗技术。由省级卫生行政部门负责临床应用管理及目录公布、调整。

第三类医疗技术是指具有下列情形之一，需要卫生行政部门加以严格控制管理的医疗技术：① 涉及重大伦理问题；② 高风险；③ 安全性、有效性尚需规范的临床试验研究进一步验证；④ 需要使用稀缺资源；⑤ 中华人民共和国国家卫生健康委员会（以下简称国家卫健委）规定的其他需要特殊管理的医疗技术，根据国家卫健委临床应用管理规定及目录公布、调整。

2. 医疗新技术

使用新试剂的诊断项目；使用二、三类医疗器械的诊断和治疗项目；创伤性诊断和治疗项目；生物基因诊断和治疗项目；使用会产生高能射线设备的诊断和治疗项目；其他可能对人体健康产生重大影响的新技术及新项目。

3. 医疗技术的分级

医院医疗新技术根据其安全性、临床应用成熟度和应用范围分为三级：

第Ⅰ级医疗新技术是指技术成熟的医疗技术，即国际、国内已有多家医疗机构在开展，并被上级医疗卫生部门确认安全、技术成熟的技术。

第Ⅱ级医疗新技术是指技术尚未成熟的医疗技术，即国际、国内已有医疗机构在开展，但还未被上级医疗卫生部门确认安全、技术成熟，仍需要进一步验证的技术。

第Ⅲ级医疗新技术是指全新的技术，即自主创新或国内仍未开展的医疗新技术。

（二）新技术临床应用准入审批

1. 医疗新技术准入申请准备

在医疗新技术临床应用前，临床科室、医技科室必须向医院医务处申报，经审核同意后方可实施。

申报医疗新技术临床应用前，科主任或新技术负责人必须组织相关人员仔细分析新技术的一般情况、特殊性以及存在的风险和影响，针对项目的安全性、先进性、经济性、社会适用性等进行科学、严谨的可行性论证。

对开展新技术临床应用的技术和设备的条件进行评估，详细拟订技术规范、操作规程、规章制度。明确新技术第一操作者的最低职称限定标准及相关人员的职责。完善相应的自我约束、鼓励和监察机制。认真做好各项准备工作。

多学科联合开展的新技术临床应用项目需要成立新技术管理小组，管理小组由项目负责人和相关学科的科主任或技术骨干组成，组长由申报科室主任或项目负责人担任。

2. 医疗新技术准入申请

按国家卫健委、自治区卫生厅要求申报二、三类医疗技术准入的，相关科室应在医务处指导下按照上级要求准备相关资料，医务处负责申报审批协调工作。

无收费标准的新项目、新技术，由财务科、审计物价办公室等部门负责向物价部门申报收费标准并备案，医保目录外的项目由医保办等部门办理纳入医保支付的申报工作。

3. 医疗新技术的准入审核

对于医院医疗新技术分级为第 I 级，且属于无创技术或项目、医疗风险较小、本地区其他医院已广泛应用并具有较好的疗效和效益，已有相应的收费标准者，由医务处及分管院长审批授权。

对于医院医疗新技术、新项目分级为第 II 级、第 III 级者，或第 I 级者中属于有创技术、医疗风险较大、易致死致残，或存在其他特殊情况者，在医务处及分管院长进行初步审核后，由医院质量管理委员会相关专家论证，必要时邀请院外专家参与，给出书面意见，经医务处汇总，给予审核意见。

对于各科室提出的新技术、新项目的准入申请，无论批准与否，医务处均应予以书面答复，说明理由或注意事项。

各科室严禁未经审核自行开展新技术、新项目的临床应用，否则将视作违规操作，由此引起的医疗或医学伦理上的缺陷、纠纷、事故，将由当事科室或个人承担。

4. 第二、三类医疗技术的申报及评估

国家卫健委规定，需要审核准入的第二、三类医疗技术，要向相应的上级卫生行政部门指定的技术审核机构申请医疗技术临床应用能力技术评估，经上级卫生行政部门批准后，进行必要的诊疗科目变更登记后方可开展。

科室和医务人员申请开展第二、三类医疗技术前，应当确认医院符合下列条件：① 该项医疗技术符合相应卫生行政部门的规划；② 有卫生行政部门批准的相应诊疗科目或可以变更、增加相应的诊疗科目；③ 有在本机构注册的、能够胜任该项医疗技术临床应用的主要专业技术人员；④ 有与开展该项医疗技术相适应的设备、设施和其他辅助条件；⑤ 该项医疗技术已通过本机构医学伦理审查；⑥ 已完成相应的临床试验研究，有安全、有效的结果；⑦ 近三年相关业务无不良记录；⑧ 有与该项医疗技术相关的管理制度和质量保障措施；⑨ 省级以上卫生行政部门规定的其他条件。

相关科室和医务人员应当按照卫生行政部门的要求准备相应的审核材料，保证材料客观、真实、有效，上报医务处审核，整理后报上级部门审核。

有下列情形之一的，相关科室和医务人员不得申请第二、三类医疗技术临床应用：① 申请的医疗技术是国家卫健委废除或者禁止使用的；② 申请的医疗技术未列入相应目录的；③ 申请医疗技术时，距上次同一医疗技术未通过临床应用能力技术审核时间未满十二个月的；④ 省级以上卫生行政部门规定的其他情形。

技术评估通过后，医务处负责到卫生行政部门备案、办理诊疗科目项下的医疗技术登记，登记后方可在临床应用相应的医疗技术。

相关科室和医务人员应当自第二、三类医疗技术准予开展之日起两年内，每年通过

医务处向批准该项医疗技术临床应用的卫生行政部门报告临床应用情况，包括诊疗病例数、适应证掌握情况、临床应用效果、并发症、不良反应、随访情况等。

（三）医疗新技术临床应用管理

医务处作为主管部门，应对全院的医疗新技术临床应用进行全程管理和评价，制定医院新技术、新项目管理档案。医务处对医院开展的新项目、新技术进行不定期督查，将新技术实施情况向医院质量管理委员会汇报，对新技术实施过程中出现的问题进行分析，并提出指导性的建议或意见，及时发现医疗技术风险，并敦促相关科室及时采取相应的措施，以避免医疗技术风险或将其降到最低限度。

在医疗新技术实施过程中，各级人员必须严格执行技术规范、操作规程及各项规章制度，服从科室管理。科主任、项目负责人应认真组织、严格把关、定期进行质量监控，检查实施情况，及时发现各种问题并予以有效的解决。

在新技术、新项目临床应用过程中，应充分尊重患者的知情权和选择权，并注意保护患者的安全，及时履行告知义务。主管医师应向患者或其委托人详细交代病情，重点交代新技术对患者的适应性、效益性和可能存在的风险及费用情况，尊重患者及委托人的意见，在征得其同意并在《知情同意书》上签字后方可实施。

项目负责科室应建立完整的技术档案，内容包括：申报、审批材料，实施过程中遇到的问题及解决办法，调整或修改原方案的情况，工作进度、阶段报告及上级审批意见等。

各科室在开展新技术临床应用过程中要做好应用记录和总结分析工作，完善疗效的评价分析流程，应当：① 认真记录病历资料，随访观察疗效；② 定期总结病历，每年对新技术实施情况进行评估，详述开展例数、疗效、经济及社会效益、质量评价等；③ 检索文献、查阅资料，与其他医院进行比较；④ 年终将本年度开展的新技术病例进行分析总结并上报；⑤ 根据开展情况撰写报告或文章。

医务处针对汇总情况进行有重点的抽查核实，必要时聘请院外专家指导评估。

经医院评估，符合先进性、安全性等要求的技术项目，鼓励其继续开展，并在年终给予适当奖励。对于不符合先进性、安全性等要求的技术项目，医务处应根据评估结论决定院内停止使用该项技术。

（四）医疗新技术临床应用的暂停、评估与停用、复用

1. 医疗新技术临床应用的暂停、停止应用与恢复应用

在医疗新技术应用过程中，若出现不良后果或技术问题，有关人员必须采用措施保

证医疗安全并及时向科主任、项目负责人报告。科主任、项目负责人应立即向医务处报告，并组织相关人员查找原因，认真分析，及时采取措施，进行整改。

发生下列情况之一者，应立即暂停临床应用：① 发生涉及违反国家、省、市等法律、法规和相关规定的，或该项医疗技术被国家卫健委废除或者禁止使用的；② 从事该项医疗技术的主要专业技术人员或者关键设备、设施及其他辅助条件发生变化，不能进行正常临床应用的；③ 发生与该项医疗技术直接相关的严重不良后果；④ 该项医疗技术存在医疗质量和医疗安全隐患，或发生与该项医疗技术相关的重大医疗意外事件的；⑤ 该项医疗技术存在伦理缺陷；⑥ 该项医疗技术临床应用效果不确切；⑦ 省级以上卫生行政部门规定的其他情形。

暂停医疗技术临床应用的，应由项目所属科室向医务处书面提出终止报告，说明情况，说明理由，提出建议；医务处召集医疗质量管理委员会医疗技术评估小组集体讨论并给出评估结论，医务处书面通知科室停止该项技术的临床应用。

经医疗质量管理委员会医疗技术评估小组集体讨论评估决定，认为暂停该项技术临床应用的情况不存在或与医疗技术无关，医疗技术本身不存在缺陷，能保证患者安全的，医务处书面通知科室可以继续该项技术的临床应用。

医疗技术问题明确，有可能影响医疗质量和医患安全的诊疗技术，必要时可以简化程序，由院长、主管副院长或医务处主任口头通知停止，并记录在案。

科室或专业技术人员发现诊疗项目存在缺陷严重影响医疗质量或医患安全时，紧急情况下应当立即停止操作，报告科主任，或直接报告医务处做出相应处理。

对于终止或暂停的诊疗项目，条件具备后，由医务处或项目所属科室提出重开意见，经医院医疗质量管理委员会组成的评估小组集体评估讨论，医务处决定并书面通知相关科室重新开展该项技术的临床应用。

2. 医疗新技术评估组织与评估职责

医疗新技术评估小组由医院医疗质量管理委员会相关专家及设备、管理人员等组成，必要时邀请院外医疗技术、医疗保险、财务、质量安全、法律等专家参加，每次评估会议参会成员不少于七人。评估小组会议由主管副院长或医务处主任主持。

评估小组依据法律法规和规章制度，从确保医疗质量与医患安全的角度出发，认真分析所评诊疗项目，全面权衡全院设施条件，认真进行评估讨论，对下列事项提出明确意见：① 认为所评项目是否终止，并给出理由；② 对于认为应停止使用、待机复开的项目，提出恢复准备工作的意见和要求；③ 对于未认定终止的项目，提出确保质量和安全的改进意见和要求。医院医疗新技术的终止、完善、重开准备、重新开展均须认真按照医务处书面通知的评估小组意见执行。

科室报告、评估会议记录、项目终止与重新开展通知等相关资料应当齐全，由医务处列入医疗技术档案保存。

全院已经开展的诊疗项目，未经履行上述程序，操作岗位不得任意终止；已经终止的诊疗项目，未履行评估与重开认定程序，操作岗位不得擅自重新开展。

（五）医疗新技术试用期、报告制度及转化为常规技术

医院第Ⅱ级医疗新技术的临床试用期为三年，第Ⅰ级医疗新技术中具有创伤性的技术的临床试用期为一年，第Ⅰ级医疗新技术中非创伤性技术的临床试用期为半年。

新技术临床试用期间，科室应自试用开始后每半年对新技术实施情况进行评估，填写《新技术开展情况追踪登记表》，并将追踪登记表上报医务处。试用期满后，提交试用期工作总结表，内容包括该项技术的安全性、实用性、社会效益、经济效益，工作中出现的问题及解决办法，工作成绩与不足，对学科建设和医院发展所做的贡献、前景预测和下一步工作计划等内容。

试用期满后，科室将试用期工作总结和转化为常规技术申请报告上交医务处。医务处审核后按审批权限提交有关部门和领导审批。

医疗新技术转为常规技术后不再作为新技术进行评估，相关科室和医务人员按照技术操作规程和人员资质等要求应用该项技术。

（六）医疗常规技术的管理

医疗常规技术包括目前已正常开展的现有的技术和经试用期满转为常规技术的医疗新技术。

医务处负责全院医疗常规技术的管理、监督工作，开展日常监督管理工作。

相关科室在医疗常规技术应用过程中应密切关注医疗新技术的发展和科学研究进展，结合医院的实际情况及时引进、开发新技术，并进行医疗技术改革，进而提升医疗质量。

科室和医务人员在工作中发现医疗常规技术临床应用暂停等情况时，应参照医疗新技术评估的规定启动再评估程序。

（七）其他

手术分级管理与人员准入、医学临床试验和医学科研项目的申报，以及与医疗新技术应用相关的设备购置等按照医院有关规定执行。

本制度由医务处负责解释和补充规定。

二、临床路径管理

（一）临床路径及其管理

临床路径是指针对某一疾病建立的一套标准化治疗模式与治疗程序，是一个有关临床治疗的综合模式，是一种以循证医学证据和指南为指导来促进治疗组织和疾病管理的方法。临床路径具有规范医疗行为、减少变异、降低成本、提高质量的作用。临床路径管理是指针对一个病种，制定医院内医务人员必须遵循的诊疗模式，使病人从入院到出院均依照该模式接受检查、手术、治疗、护理等医疗服务。

（二）临床路径管理机构及其职责

医院的临床路径管理实施临床路径管理委员会、临床路径指导评价小组、临床路径实施小组（以下分别简称管理委员会、指导评价小组和实施小组）三级网络管理。

管理委员会是医院临床路径管理工作的最高组织机构。管理委员会的职责包括：制定本院临床路径开发与实施的规划和相关制度、协调临床路径开发与实施过程中遇到的问题、确定实施临床路径的病种、审核临床路径文本、组织临床路径相关培训工作、审核临床路径的评价结果与改进措施。

指导评价小组的职责包括：对临床路径的开发、实施进行技术指导，制定临床路径的评价指标和评价程序，对临床路径的实施过程和效果进行评价和分析，根据评价分析结果提出临床路径管理的改进措施。

实施小组的职责包括：负责临床路径相关资料的收集、记录和整理；负责提出科室临床路径病种选择建议，会同药学、临床检验、影像及财务等部门制定临床路径文本；结合临床路径实施情况，提出临床路径文本的修订建议，组织科内相关人员的培训工作；参与临床路径的实施过程和效果评价与分析，并根据临床路径实施的实际情况对科室医疗资源进行合理调整。

各科室指定临床路径管理专员（要求高年资主治医师以上资质人员担任），其工作职责包括：负责实施小组与管理委员会、指导评价小组的日常联络；牵头临床路径文本的起草工作；指导每日临床路径诊疗项目的实施，指导经治医师分析、处理患者变异，加强与患者的沟通；根据临床路径实施情况，定期汇总、分析本科室医护人员对临床路径提出的修订建议，并向实施小组报告；负责填写临床路径月报表，按时上交医务处；负责每季度的临床路径质量自评及卫生经济学分析。

（三）临床路径管理注意事项

临床路径实施前须对相关科室的负责人及医务人员进行培训，培训内容包括：临床路径基础理论、管理方法和相关制度；临床路径主要内容、实施方法和评价制度；等等。

临床路径表单的设计和制作可参照国家卫健委的有关规定，但要结合本院的实际情况。

临床路径应当按照以下流程实施：经治医师完成患者的检诊工作，会同科室临床路径专员对住院患者进行临床路径的准入评估；符合准入标准的，按照临床路径确定的诊疗流程实施诊疗，根据医师版临床路径表开具诊疗项目，向患者介绍住院期间为其提供诊疗服务的计划，并将评估结果和实施方案通知相关护理组；相关护理组在为患者进行入院介绍时，向其详细介绍其住院期间的诊疗服务计划（含术前注意事项）以及需要配合的内容；经治医师会同临床路径专员根据当天诊疗项目的完成情况及病情的变化，对当日的变异情况进行分析、处理，并做好记录；医师版临床路径表中的诊疗项目完成后，执行（负责）人应当在相应的签名栏签名。

实施小组要把握好临床路径准入条件：诊断明确，没有严重的并发症，能够按临床路径设计流程和按预计时间完成诊疗项目。

进入临床路径的患者出现以下情况之一时，应退出临床路径：在实施临床路径的过程中，患者出现了严重的并发症，如剖宫产病人出现子宫收缩乏力大出血、失血性休克、脂肪栓塞综合征等情况，输尿管结石患者出现急性肾功能衰竭等，需要改变原治疗方案的；在实施临床路径的过程中，患者要求出院、转院或改变治疗方式而需要退出临床路径的；发现患者因诊断有误而进入临床路径的；其他严重影响临床路径实施的情况。

进入临床路径的患者，在临床路径实施过程中出现严重异常情况，处于危险边缘的情况，应当报告科室负责人及医务处（节假日报告总值班），并迅速给予患者有效的干预措施和治疗。

实施小组每月常规统计病种评价相关指标的数据，并上报指导评价小组。指导评价小组每季度对临床路径实施的过程和效果进行评价、分析并提出质量改进建议。临床路径实施小组根据质量改进建议制定质量改进方案，并及时上报指导评价小组。

手术患者的临床路径实施效果评价应当包括以下内容：预防性抗菌药物应用的类型、预防性抗菌药物应用的天数、非计划重返手术室次数、手术后并发症、住院天数、手术前住院天数、住院费用、药品费用、医疗耗材费用、患者转归情况、健康教育知晓情况、患者满意度等。

非手术患者的临床路径实施效果评价应当包括以下内容：病情严重程度、主要药物选择、并发症发生情况、住院天数、住院费用、药品费用、医疗耗材费用、患者转归情况、健康教育知晓情况、患者满意度等。

医院应利用信息化手段加强临床路径管理工作，进一步加强以电子病历为核心的医院信息化建设工作，将临床路径管理与医院现有信息系统衔接起来。同时，加强临床路径管理数据收集、分析工作，及时上报相关信息。

三、多学科诊疗模式（MDT）管理

随着医学的发展和进步、医学学科的不断细分，各亚专科得到了快速的发展，但分科太细，导致许多临床医师对自己专科的疾病了如指掌，而对其他专科的疾病不甚了解，临床知识面越来越窄，致使患者得不到有效的治疗，因此学科之间需要融合交叉并以一定形式组织起来。在这种情况下，多学科诊疗模式（MDT）应运而生，成为国内外医院不断探索、实践的医学新模式。

（一）多学科诊疗模式（MDT）

MDT 是一种新的诊疗模式，是适应临床需求的产物。通俗地理解，MDT 类似于医院的全院会诊，但全院会诊较为随机和松散，而 MDT 则比较固定，成员甚至包括医疗法律和医疗事故风险防范方面的专家，定期、定点对患者开放。

通过这种诊疗模式，各学科资源会得到充分共享和利用，有助于提高临床人员的业务水平，使患者成为最大受益人。目前在我国，很多大型医院都成立了专业的 MDT 团队，运行模式也比较成熟，为促进 MDT 模式的建立和推广起到了积极的作用。

（二）多学科诊疗模式（MDT）管理内容及注意事项

1. 例会管理

在 MDT 的各项活动中，各 MDT 项目组成员均须高度重视，认真参与，避免虎头蛇尾，每次活动均须签到，会中要畅所欲言、集思广益，会后对外统一口径。沉默视为同意。

各 MDT 项目组均须定期召开例会，原则上每月一次，须固定时间和地点。MDT 项目组成员均须参加，不得无故缺席，没有特殊原因不得换人。MDT 例会内容包括：病例讨论，主要针对初次诊断的新入组病例及治疗方案的制定、不适合进行标准治疗的病例、疑难复杂病例；联合会诊，对于入组的病例，需要根据其病情，及时进行联合会诊，讨论诊疗措施或转诊事宜，组内成员须服从安排，积极配合；组内讲座，组内成员向本MDT 项目组介绍本专业的最新进展，做到信息互通、资源共享。

每次例会均须详细记录，并有总结，须由首席专家审核签名。项目秘书负责将本次例会涉及的病历资料分别归档于各病例档案。

2. 联合诊疗

对于 MDT 的联合门诊，开设联合门诊的医师资质为取得正高级职称两年及以上或取得副高职称三年及以上的在聘专家，主诊科室的医师必须是正高级职称；在聘的科主任或在任的省、市级以上学术委员可放宽年限及职称限制；退休专家必须是正高级职称或在任的省、市级以上学术委员。

新开联合门诊的主诊科室及联合科室应认真填写《联合门诊申请表》，提出科室意见，经医务处审核、分管院长审批后，由门诊办公室协商安排时间、诊室、挂号、信息开通等。开诊时，主诊科室及联合科室的医师应同时坐诊（三个及以上科室联合开诊时至少应有两个科室的医师坐诊）；如果需要会诊（包括联合门诊以外的科室会诊），由主诊医师负责联系。为保证联合门诊的诊疗质量，主诊医师不得由他人替诊，联合科室的医师原则上也应固定。联合门诊的业务由主诊科室负责管理和指导，主诊科室应制订诊疗检查流程，急病人所急，想病人所想。日常管理由门诊部负责。联合门诊必须准时开诊，如因故不能开诊，应提前三天填写请假单并通知门诊办公室，获准请假后方能停诊，同时应妥善安排已预约病人的就诊。联合门诊医师必须遵守医院、医保及门诊部有关规章制度，若发生医疗差错事故，按院部规定处理。挂号费暂定六十八元（含诊疗费八元），如果需要其他科室会诊，不得另收挂号费。

各 MDT 项目组在条件成熟的前提下，应举办各种形式、多层次的院内外讲座和学习班。根据患者病情，经 MDT 项目组病例讨论，进行必要的联合查房或联合手术，由项目组秘书负责具体安排。

所有 MDT 项目组病例均须随访，便于后续相关诊疗指南的制定及临床课题的申报。

MDT 不同于现阶段一般的诊疗模式，其在医疗形式和费用等方面也具有一定的特殊性，尤其是要得到患方的理解、支持和配合。医院在各项诊疗活动前须充分履行告知义务，保证患方知情并获得患方的同意；在联合门诊会诊后须及时向患方告知会诊结果，反馈讨论结果。

3. 病例管理

对 MDT 病例的管理，病例入组标准包括：MDT 项目入组病例基本来自门诊患者，项目组相关学科所有医师均须重视入组病例的选择，及时留下相关资料和患者联系方式，通知项目组秘书，便于安排联合门诊。各 MDT 项目组须根据上述要求，详列该组入组病例甄选标准，并报备医务处 MDT 管理小组。对入组的所有病例均相应建立档案，并制定病例档案索引目录。病例档案内容包括：患者基本信息、主要诊断、既往史、家族史、简要病史，历次诊疗记录（包含病例讨论记录、联合会诊记录、联合手术记录、联合查房记录、转诊记录等），以及退组时间及理由、病例转归评估及随访记录等。档案的日常记录维护工作由项目组秘书负责。每次完成相关病例档案的登记维护工作后，均须上传 MDT 项目组工作邮箱。

根据 MDT 项目组工作的开展情况，酌情申报科技进步奖等各种奖项。

4. 成员管理

MDT 项目组成员包括首席专家（项目牵头人）、项目秘书、各参与学科的主任或指定专家。如有特殊情况，参与学科需要更换人员，须向医务处 MDT 管理小组提交换人申请，说明理由及新换人员的资质。

首席专家（项目牵头人）是实施有效 MDT 诊疗模式的核心成员，是 MDT 项目组各项活动的召集者和组织者。首席专家应是医院的重点学科的带头人，应对 MDT 项目的有序推进具有高度的责任心。在 MDT 项目组的各项诊疗活动中，首席专家须具备高度的整合、总结能力。首席专家负责主持制定、修订本 MDT 项目组相关病种诊疗指南，并牵头组织、举办院内外各项学习班及讲座。

MDT 项目秘书一般由首席专家指定的高年资住院医师或主治医师担任。项目秘书应具备高度的责任心、主观能动性，是 MDT 项目组负责医患沟通的主要角色。MDT 项目秘书负责与医务处 MDT 协调员相互配合，负责通知、联络、协调安排联合门诊、联合会诊、联合查房、联合手术等一系列 MDT 诊疗行为，并准备相关资料。项目秘书负责 MDT 项目各项台账的记录，包括 MDT 例会资料整理、病例档案的日常记录维护、MDT 项目组工作日志记录、随访资料的收集整理和保存。以上各项台账是 MDT 项目组工作考核的主要依据。MDT 项目秘书须配合医务处 MDT 管理小组的抽查和考核，与医务处 MDT 协调员相互配合，建立维护 MDT 项目组工作邮箱，各项台账记录维护后须及时上传该邮箱。建立微信群，便于通知、联络各项事宜。

MDT 项目组成员原则上须具备副高及以上职称，具备协作精神，具有大局意识；须认真参加 MDT 项目组的各项活动，不无故缺席；讨论中应积极发言；及时登录 MDT 项目组工作邮箱，了解 MDT 项目组的最新工作动态，为所在 MDT 项目组的诊疗活动和本院临床指南的制定提供高质量的技术支持。

MDT 项目协调员为医务处工作人员，协同项目秘书做好微信群和工作邮箱的建立工作，配合 MDT 项目组的各项活动，确保 MDT 项目向既定目标发展。

5. 政策支持

医院支撑政策包括：医院根据各 MDT 项目组规模大小，将项目费用分三万元、五万元、八万元三个档次，主要用于相关劳务及沟通、协作。医务处为各 MDT 项目组分别设立相应的账本，支取费用需要向 MDT 管理小组递交申请，说明用途。MDT 项目负责人享受医院特殊津贴，不承担 MDT 项目者原则上不享受特殊津贴待遇。在医院临床医疗成果奖的评选中，MDT 项目组优先奖励。设立项目秘书专项津贴，原则上为每季度八百至一千元。专辟 MDT 联合门诊专用诊室，统筹协调各 MDT 项目的联合门诊的开展。对于 MDT 项目所涉病例的医疗费用，在考核中适度调整。研究生招生政策酌情向 MDT 项目所在科室倾斜。

6. 项目考核

MDT 项目以三年为一个周期，依据医院定期考核结果实行滚动淘汰。医院定期实行季度考核，由医院 MDT 管理小组负责考核事宜。考核的目的是敦促、指导各 MDT 项目组开展各项工作。考核内容包括：MDT 项目学科间协作解决及内部流转病人数、联合门诊开设情况、联合查房情况、联合手术开展情况、并发症及疑难/危重病例讨论情况、各专业联合举办学习班的情况、联合举办全国性学术会议的情况等。

四、临床发展能力评估体系

临床发展能力，又称临床学科的可持续发展能力，是指该学科能充分发挥内部资源作用、利用外部资源支持，通过科学医务人员的临床技术水平、学术影响力、社会知晓度和患者满意度等保持其学科的可持续发展能力。这里的发展能力不仅仅是指一个学科技术水平的现状描述、当前学科建设的成效，更多地包含了其所获得的内外支持因素，并通过学科技术水平和资源而获得的未来可持续发展的能力。

临床学科的水平是衡量一家医院、一个科室综合实力的重要标志，已成为医院和学科竞争力的重要组成部分与核心内涵。形成临床治疗技术特色、开展以临床问题为导向的科学研究、培育推广临床技术和学科品牌、合理配备临床科室必需的医疗及科研设施和空间布局、学科综合人才的培养工作，这五个方面是临床能力发展建设的主要内涵，集中体现了技术能力和资源匹配两大要素，反映了临床诊疗技术水平、科研能力、学术影响度、学科人力资源和人才结构、设施及空间布局等方面的状况。

五、病种结构管理

（一）病种管理对医疗行为的影响

1. 观念逐渐转变

随着院领导、职能部门对院内外病种的重视，临床科室及每一位医生都深刻认识到病种调整、医院转型发展的必要性及重要性，医院将以注重临床能力的发展、疑难危重症病例的收治为主。

2. 文书填写规范

各级医生逐步认识到规范、准确、客观填写病案首页的重要性及规范医疗行为的必要性。

3. 临床能力提升

在注重疑难危重疾病救治的基础上，逐步从注重数量向注重质量转变，重视内涵、质量的提升，逐渐向专科化、专病化、中心化的特色医疗转变。

（二）病种管理取得的主要成效和存在的问题

1. 取得的成效

医院综合服务能力和水平有了显著提升，学科品牌知名度提高，专家影响力增强。转型发展思路和理念深入人心，扎实探索与实践转方式、调结构、转机制的医院发展模式。

在医院的转型发展期，病种结构的调整转型起到了重要的标志性作用，医院各科室前几位病种同比发生了较大的变化。

2. 存在的问题

院内病种管理应该多关注有关医疗质量、内涵的相应指标，目前医院正在积极探索中。

院内病种结构应该向精细化、内涵化、深度化方向探究，同时注重病种的成本与治疗效果。

费用增长与三、四级手术的变化调整，病种改变后手术耗材的使用依赖性的增强，必然会使短期内费用增幅明显、耗材占比增加。

医疗收费价格体系不合理，疑难、复杂的大手术的劳务分配不能与实际收费后扣除成本的效益相匹配。随着药品、耗材加成的降低，市级医院向疑难危重医院转型的效益会进一步降低。

第三节 医疗风险的关注与管控

一、概述

为提高医疗质量,保障医疗安全,防范医疗纠纷,构建和谐的医患关系,创建平安医院,依据《中华人民共和国医师法》《中华人民共和国民法典》《中华人民共和国刑法》《医疗机构管理条例》《医疗事故处理条例》《医院投诉管理办法》《病历书写基本规范》等法律、法规,总结此规范。

事前防范为主。坚持"以病人为中心,以提高医疗服务质量为主题"的理念,重视患者安全,不断改善服务条件,优化服务流程,加强业务培训,不断提高服务水平和能力,转变服务作风,努力为患者提供优质安全的医疗服务。

实施院长负责制,健全医疗质量管理体系,建立规范管理和持续改进的长效机制,建立科学的医疗质量监控体系和评价方法,加强监督管理,责任到人,做好医疗风险防控工作。

医务人员在医疗活动中,必须严格遵守医疗卫生管理法律、行政法规、部门规章和诊疗护理规范、常规。医务人员应当树立敬业精神,遵守职业道德,增强责任心,关心、爱护、尊重患者,加强医患沟通,保护患者隐私;努力钻研业务,更新知识,提高专业技术水平,做到因病施治,合理检查,合理用药。

医疗安全管理委员会每季度进行医疗安全情况分析,总结经验教训,提出整改措施,制定并完善医疗风险防范措施,预防医疗事故,减轻医疗事故的损害。

定期召开医疗安全工作会议,组织学习相关法律法规和各项规章制度,总结分析医疗纠纷案例,讨论科室存在的医疗安全隐患,针对存在的问题,提出整改措施并抓好落实。

建立健全医务人员违法违规行为公示和责任追究制度、医疗质量监控和评价制度、医患沟通制度。

加强治安管理，明确治安责任人，逐级落实内部治安保卫安全责任制，完善医院内部安全防范机制，落实医警联动，落实人防、技防、特防等安全防范措施。

二、医德医风建设

加强对医务人员的思想政治、医德医风、个人修养和职业道德管理，制定并落实医德医风教育、考核和责任追究制。牢固树立为人民服务的宗旨，改善服务态度，转变服务作风，改进服务流程，方便病人就医，努力为病人提供温馨、细心、爱心、耐心、真心的医疗服务。

医务人员树立坚定的政治信念、崇高的职业道德、主人翁的责任感和全心全意为人民服务的理念，树立忠于职守、爱岗敬业、乐于奉献、文明行医的卫生行业风尚；恪守医生职业道德，发扬人道主义精神，履行救死扶伤、保护人民健康的神圣职责。

改善医务人员的服务态度，在言语举止上讲究文明礼貌，对待病员一视同仁，树立"病人至上，廉洁行医"的理念，抵制收受药品耗材回扣及开单提成、红包等不正之风。

医务人员应仪表整洁大方、言语态度恰当，努力为患者提供方便；了解患者的心理，尽量满足患者的需求，取得患者及家属的配合和理解；加强与病人的交流，耐心地向病人交代和解释病情，杜绝生、冷、硬、顶、推现象。

三、医疗质量监督管理

建立以院长为主任的医疗质量管理委员会，全面负责本院医疗质量管理。定期召开医疗质量和医疗安全会议，组织医疗质量评估，分析医疗问题，提出整改措施和责任追究建议，完善相关医疗质量和安全制度，督促相关职能部门落实。

设置医疗服务质量监控部门，配备专职人员，具体负责监督本单位医疗服务工作，检查医务人员执业情况，调查和处理医疗纠纷。

建立相关专业的质量监控小组，负责各专业技术质量监督和管理，制定和完善相关操作规范，定期组织业务培训学习和检查。

建立以科主任和护士长为组长的医疗质量和医疗安全监督小组，负责本科室的医疗质量和医疗安全管理工作。定期组织医疗质量和医疗安全检查，查找存在的问题，提出整改意见，落实整改措施，医务处负责监督落实。

落实医务交班制度，每周对医疗和安全相关问题进行讨论，及时进行协调处理，提高效率，保障安全。

四、医疗风险防范、控制

（一）告知与沟通

在医疗活动中，医务人员要及时将患者的病情、医疗措施、医疗风险等如实告知患者或其代理人。告知力求全面准确，避免因告知不足而发生医疗纠纷，但应避免对患者产生不利影响。

告知有口头告知、书面告知和见证告知三种方式。口头告知适用于医院诊疗程序等一般性情况的告知；书面告知适用于有告知义务的医疗管理、自费药物和耗材、患者病情、诊治措施及风险的告知，书面告知必须要有患方签字；见证告知适用于医院有告知义务，但患方拒绝在书面告知文书上签字或无患方家属而本人也无法签字的告知，必要时须第三者在场，并签字证明。

按照有关规定须取得患者书面同意方可进行的医疗活动，应当由患者本人签署同意书。患者不具备完全民事行为能力时，应由其法定代理人签字；患者因病无法签字时，应由其近亲属签字，没有近亲属的，由其他关系人签字；为抢救患者，在法定代理人或近亲属、关系人无法及时签字的情况下，可由医院负责人或者医务处负责人签字。

因实施保护性医疗措施不宜向患者说明情况的，可将有关情况通知患者近亲属，由患者亲属签署知情选择书，并及时记录。患者无近亲属或者近亲属无法签署知情选择书的，由患者的法定代理人或者关系人签署知情选择书。

医务人员应在各个诊治环节中积极与患方沟通，并耐心地解答患方提出的问题，解答时热情细致、言辞准确，重要的沟通记录在病历中，并请其签名。

手术及有创诊疗措施（包括各种组织器官穿刺活检、内窥镜和血管内的诊治等），医务人员要将疾病的诊断、手术及麻醉方式和可能出现的风险充分告知患方，并请其签字。

手术过程中，如果需要改变手术方案、麻醉方式或切除患者组织器官等，医务人员必须征求患者（方）同意并签字后才能进行。但在情况危及患者生命安全时，可在告知的同时，采取抢救性措施。

手术告知原则上由主刀医师负责，特殊情况可以委派有相应资质的助手告知，但告知内容应经主刀医师审核同意。重大、疑难、多学科合作、新开展手术必须由主刀医师亲自告知。

科室对非手术诊治（包括药物治疗及各种物理治疗、自费药品和治疗方法使用等）的医疗措施及风险要实行告知制度。

科室必须对危重、大型、疑难、复杂、高风险、毁损性、新开展的手术或操作进行术前讨论，然后由主刀医师进行术前谈话，填写《新技术、新项目、重大疑难手术审批表》并上报医务处，由医务处组织人员进行术前行政谈话后实施。

（二）首诊负责和值班交接班

第一次接诊的医师或科室为首诊医师和科室，首诊医师和科室对患者的检查、诊断、治疗、抢救、转院和转科等工作负责。

急、危、重患者须检查、会诊、住院或转院的，首诊医师应负责安排检查、会诊、联系科室和转诊医院，并联系护送人员。

救治急、危、重患者时，首诊医师有组织相关人员会诊、收治科室等的决定权，任何科室和个人都应当配合，不得以任何理由推诿或拒绝。

下班前，首诊医师应将患者移交接班医师，把患者病情及注意事项交代清楚，并做好交接班记录。

病区实行二十四小时值班制，值班医护人员按时交接班。对于急、危、重病患者，必须做好床前交接，病情和医疗措施交接应当详细，交接后应当签字并注明具体时间。

值班医护人员负责病区患者突发情况的临时性医疗工作，并做好急、危、重患者病情观察及医疗措施的记录。在诊疗活动中遇到困难或疑问时，应及时请示上级医师，或报告医院总值班或医务处。

值班医护人员不得擅自离开工作岗位，遇到需要处理的情况时应立即前往诊治。如有急诊抢救、会诊等需要离开病区时，必须向值班护士说明去向及联系方式。

值班医护人员在病区早交班时，应当向病区医护人员报告急、危、重和新入院患者的情况，并向主管医师交代清楚患者病情和待处理的问题。

（三）三级查房

实行主任（副主任）医师、主治医师和住院医师三级医师查房制度。

主任（副主任）医师或主治医师查房，应有住院医师和相关人员参加。主任（副主任）医师每周至少查房一次，主治医师每日至少查房一次。住院医师对所管患者实行二十四小时负责制，实行早晚查房。

对急、危、重患者，住院医师应随时观察病情变化并及时处理，必要时可请主治医师、主任（副主任）医师临时会诊处置。

对新入院患者，住院医师应立即查看，并在八小时内完成首次病程记录；主治医师应在四十八小时内查看患者，并提出处理意见；主任（副主任）医师应在七十二小时内查看患者并对患者的诊断、治疗、处理提出指导意见。

（四）病例讨论和会诊

凡遇疑难病例、入院三天内未明确诊断、治疗效果不佳、病情严重等情况，均应组织会诊讨论。

会诊讨论由科主任或主任（副主任）医师主持，召集有关人员参加，认真讨论，尽早明确诊断，提出治疗方案。主管医师应做好书面记录，并将讨论结果记录在疑难病例讨论记录本上。

对重大、疑难、致残、重要器官摘除及新开展的手术，必须进行术前讨论。

术前讨论会由科主任主持，科内所有医师参加，手术医师、护士长和责任护士必须参加，讨论情况记入病历。

对于疑难、复杂、重大手术或病情复杂须相关科室配合的，应提前二到三天邀请麻醉科及有关科室人员会诊。

死亡病例讨论，一般情况下应在一周内组织讨论；特殊病例（发生医疗纠纷的病例）应在二十四小时内进行讨论。死亡病例讨论，由科主任主持，本科医护人员和相关人员参加，必要时请医务处派人参加。

急诊会诊，可以电话或书面形式通知住院总医师、科主任或相关科室，在接到会诊通知后，会诊医生应在十分钟内赶到。会诊医师在签署会诊意见时应注明时间（具体到分钟）。

科间会诊，应邀科室应在二十四小时内派主治医师以上人员进行会诊。会诊时主管医师应在场陪同，介绍病情，听取会诊意见。会诊后要填写会诊记录。

全院会诊，病情疑难复杂且需要多科共同协作者、突发公共卫生事件、重大医疗纠纷或某些特殊患者等应进行全院会诊。会诊时由医务处或申请会诊科室主任主持召开会议，业务副院长和医务处长原则上应当参加并进行总结归纳。主管医师应当将会诊意见摘要记入病程记录。

院外会诊，邀请外院医师会诊或派本院医师到外院会诊，应按照《医师外出会诊管理暂行规定》有关规定执行，邀请院外医师会诊需要患者和科主任签字。

（五）危重病人抢救和报告

落实《危重病人管理制度》，加强对重点病人的管理。落实临床科室危重病人报告制度，及时向病人家属发放病危通知书，涉及多科室协作的危急重病人抢救，由医务处负责组织和指挥，各科室及其医务人员必须服从安排。

抢救危重病人时，医务人员及科室主任在积极抢救的同时要及时报告医务处或总值班。发现医疗事故或过失行为时，医务人员和科室主任应立即积极采取有效措施，避免或者减轻对患者身体健康的损害，防止损害扩大，同时应及时向医务处报告。医务处人员接到报告后应立即进行调查、核实，将情况及时向分管院长报告，并向患者通报、解释。

（六）认真执行医疗质量核心制度

认真执行首诊负责制度、三级查房制度、会诊制度、分级护理制度、值班和交接班制度、疑难病例讨论制度、急危重患者抢救制度、术前讨论制度、死亡病例讨论制度、查对制度、手术安全核查制度、手术分级管理制度、新技术和新项目准入制度、危急值报告制度、病历书写与管理制度、抗菌药物分级管理制度、临床用血审核制度、信息安全管理制度共十八项医疗质量核心制度，规范医疗执业行为。

（七）建立规章制度

建立医疗技术分级管理制度和保障医疗技术临床应用质量、安全的规章制度，对医疗技术定期进行安全性、有效性和合理应用情况的评估，并提出持续改进措施。

医疗技术临床应用实行分类、分级管理。

建立手术及有创操作分类管理及审批制度与流程。

对手术和高风险有创操作实行医疗技术准入制度，不得开展未经审核批准的医疗技术。

对手术和高风险有创操作人员资质实行准入制度，不经批准的人员不允许从事高风险的医疗技术工作。

严格执行新技术、新业务准入制度，坚决杜绝不经批准的新技术、新业务在临床中使用。

认真执行手术安全核查、手术风险评估工作，为手术患者制定适宜的手术方案。护理部门要按护理工作制度实施科学的护理管理，按岗位质量控制要求进行有针对性的检查，提高护理质量，确保护理安全。严格掌握药品的适应证，做到合理检查、合理用药、合理治疗。认真落实《医疗器械临床使用管理办法》，发现问题及时研究、处理并向上级报告，保证设备仪器功能完好，保障医疗安全。建立二十四小时电工值班制度，保证二路供电。经常检修备用电源设备，若遇停电，必须在五分钟内启动备用电源。

五、医疗文书书写与管理

医务人员应严格按照《病历书写基本规范》如实书写病历并妥善保管，病历记录应做到对病情及医疗处理过程进行准确、真实的描述，字迹清楚，不随意更改。有需要补充的内容也要注明缘由。严禁伪造、销毁病历；临床科室要完善运行病历管理制度，严格执行交接班制度，防止病历失窃。

病案室应当加强档案管理，依法为患方提供复印或者复制服务，建立和完善复印复制登记制度，并在复印或者复制过的原始病历资料上加盖已复印标记，封存病历盖章标记；复印病历时，对患方提出的异议和意见，应当及时报告和反馈。

实习及试用期医务人员书写的病历，应当经过医院有执业资格的医务人员审阅、修改并签名。经医院考核认定胜任本专业工作的进修医务人员可以单独书写病历（包括门急诊病历）。

病历确实需要修改的，应当在保持原有部分字迹清晰的情况下修改（错字应当用双线划去）并签名、写明更正日期，不得采用刮、粘、涂等方法掩盖或去除原来的字迹。严禁医务人员在有复印标记的原始病历中修改各种记录。电子病历和纸质病历在患者出院后不能进行任何修改。

因抢救病人未能及时书写病历时，医务人员应当在抢救结束后六小时内据实补记。

处方书写和保管应严格按照《处方管理办法》的要求进行。

医务人员应当按照有关规定，认真书写其他相关医疗文书，出具执业范围内的相关医学证明文件。开具相应辅助检查申请单前，必须对患者进行物理检查，正确、完整填写各类辅助检查申请单，字迹清楚，检查目的、部位明确。

六、培训与考核

医院应制定相应的制度，鼓励医务人员自觉学习专业知识，使医务人员精通业务，努力提高医疗质量和技术水平，尤其要加强重点科室医务人员业务能力建设。

落实《医师定期考核管理办法》，建立医师定期考核制度。每年组织两次以上的全院性法律、法规、部门规章、医疗纠纷预防与处置等相关内容的培训，科室应建立相应的学习制度，要求每月组织一次以上的学习活动。学习和考核情况与科室和个人年度考核挂钩。新进院的医务人员必须参加医疗纠纷预防与处置基础知识的培训，考核合格后才能上岗。

定期组织全院性医疗业务和技术培训，不定期组织检查、考试和竞赛活动；各专业质控小组每季度要组织相关专业人员进行专业业务、技术操作规范等方面的培训，分析本专业医疗安全形势，完善制度措施和操作规范，不断提高医疗质量，确保医疗安全；科室要每周组织医务人员进行业务培训，医务人员要加强在职学习，积极参加继续医学教育，通过"三基三严"培训，牢固掌握基本理论和操作技术，不断更新知识，掌握新技术，更好地为病人服务。

七、纠纷接待处理

（一）首接负责制

患者投诉包括现场投诉、电话投诉、信件投诉和信访投诉，医务处接待人员对每一投诉都应建档登记，全程跟踪，由首次接待同志负责，直到解决。

（二）落实科室讨论制度

患方投诉后，对于需要专业回复的案例，应该经过科室讨论、提交意见后回复患者；需要解释的，应邀请当事医务人员现场解释沟通。

（三）落实纠纷补偿管理制度

按照医院《医患纠纷赔偿处理办法》落实补偿到责任人，责任人由科室讨论后认定。

（四）发挥医患纠纷人民调解作用

按照国家规定，涉及面广泛、涉及调解补偿金额大于三万元的案例，应请医患纠纷调解委员会协助，现场解决或引导到所在地解决。

（五）重视医疗事故及损害鉴定

对于不能调解而要进行医疗事故鉴定的案例，院内应组织专家进行模拟鉴定，鉴定参加人员包括科主任和责任医生。

（六）重视法院诉前调解

对于诉讼案件，如果医患之间矛盾较小，双方沟通能够理解，就努力调解，避免浪费公共资源。

（七）做好医责险工作

对于发生纠纷补偿的案例，应申请医责险补偿；对于医务人员在工作中受到伤害的案例，应积极申请相应补偿。

（八）做好医警联动

发生医患纠纷时，院内保卫处人员应进行现场处置。如果事态不能控制，通过"110报警电话"申请警方协助处置，确保医务人员安全，定期邀请警察进行医患相关安全知识、技能培训。

（九）利用各种媒介传播正能量

纠纷接待部门应充分利用微信、微博、电视台和院报等平台，公开部分表扬信和感人事件，让人们认识到医患之间加强合作的重要性。

第四节 "双控双降"的过程管理

"双控"是指控制医疗收入增长率（重点是控制次均费用增幅）和控制医疗成本增长率（重点是控制工资总额增幅）；"双降"是指通过预算管理引导医院合理使用药品及卫生耗材，降低药品收入和卫生材料收入占比及药品费、材料费的增长速率。

"双控双降"的初衷是遏制医疗费用的不合理快速增长，减轻患者经济负担，进一步彰显公立医院的公益性，提升医疗质量，使医务人员通过知识和技术创造价值，合理控制成本，提高医院经济运行管理的规范性，使医院可以持续稳步发展。

一、药品的控制管理

"双控双降"的关键是在建章立制的基础上，依托信息化，组织精干力量加强药品管理和督查，引导医务人员规范使用药品，自觉合理用药，及时发现并纠正不合理用药的情况，避免过度用药，从而节约资源，降低药占比。

（一）积极发挥临床药师的作用

药师参与临床药物治疗，可以协助临床医生解决用药方面的疑难问题，使药物治疗更科学、更合理，提高药物治疗水平，减少不良反应的发生，并减少卫生资源的浪费。临床药师下临床，参与药学服务，向临床医生、护士提供药物咨询（包括药物选择、相互作用、服药时间和特殊群体的用药等），收集药物的不良反应，开展特殊药物血药浓度监测工作、进行个体化给药，可明显提高医生、护士药品应用水平和使用质量。药师直接参与查房，协助临床医务人员合理用药，杜绝用药的盲目性，及时纠正或阻止药物不良配伍，减少药品费用支出。对一些重点科室，如普外科、骨科、神经外科、呼吸科、急诊科、肿瘤科等，分别指派一名临床药师长期在病区蹲点，加强合理用药的现场指导和干预。

（二）建立医务药剂联合工作机制

对每月监控发现药品次均费用同比增长百分之十以上的、药占比同比百分之三以上的、药品费用明细超过年初下达指标的科室，医务处与药剂科联合开展督查工作，找出问题、分析问题、提出整改意见，避免类似不合理用药的情况再次发生。

（三）加强执业医师用药培训

医务处应在每位执业医师独立看门诊前对其进行医政医保政策规范培训，重点是合理用药处方培训。培训结束进行笔试，笔试成绩在九十分以上方可获得处方权。首次考试成绩如果低于九十分，需要再次培训，直至成绩合格为止。

（四）发挥信息化手段的优势

充分利用信息化手段，加强合理用药管控，有效发挥实时监控系统智能化监管的优势，采用教育在先、警示为主，整改为重、处罚为辅的原则控制药品费用。

医院可根据《抗菌药物临床应用指导原则（2015年版）》优化原有的抗菌药物信息平台，通过设置抗生素使用权限、在线实时监控、超常使用提醒等，有效降低抗生素使用量，逐年降低DDDs（抗菌药物使用强度）。

运用信息化手段启用医学知识库、医保药品分类编码库、疾病诊断编码库及手术编码库，创新性地开展门急诊及住院药品实时监控，特别是门诊慢性病药品管理。在不断调试系统的同时，不断增加监控药品的种类——由最初的十种逐步增加到一百多种，尤其是对门诊医保药品的管理，将医保患者每日实时发生的费用加挂到医保管理和医师诊间管理系统中，使职能部门管理人员和临床医生能随时了解患者医疗费用的花费情况。通过医保网上监控系统减少不合理费用的发生。推进实时药事管理，凡超适应证用药、高价药品、紧缺药品，必须经过严格的审批程序，经临床科主任把关，医务处及药剂科审核，部分药品还须经分管院长审批同意后方可使用。

（五）完善公示制度及加强监督

每月开展不合理用药点评公示制度，根据临床药师、医政医保日常督查情况，对全院不合理用药进行点评及公示，旨在避免同类错误再现。

对不合理用药出现频率较高的医师开展约谈工作。约谈方式可以是医务处单独谈话或医务处与医院纪委监察部门协调谈话，也可以是医务处、门急诊办公室及分管院长协同谈话。如果整个科室或亚专业组存在不合理用药倾向，可以采用集体约谈的方式，要求其守住底线、不踩红线，因病施治。

二、耗材的控制管理

"双控双降"的另一个关键是对医用耗材的管控。医院在实践过程中，通过制定卫生材料组织管理规定、准入管理规定、采购管理规定及使用管理规定等，规范卫生材料的使用，降低耗材占比，控制医疗收入增长速率。

（一）耗材组织管理

医用耗材管理遵循统一领导、归口管理、分级负责、权责一致的原则，医学装备处集中管理植介入类医用耗材、一次性使用医用耗材、试剂以及其他医用耗材。

（二）耗材准入管理

成立由医院领导班子成员、医学装备、医务、医保、财务、院感、护理、审计、监察、纪委等部门负责人及部分临床专家组成的医用耗材管理委员会，负责对医院使用的医用耗材进行论证、评审、咨询，以及使用评价、监督和指导等，确保科学决策和民主决策，把好耗材准入关。

（三）耗材采购管理

对于耗材的供货企业，应定期集中遴选、确定，一般不少于一次/两年。遴选工作应分类实施，在满足临床使用的前提下做到有条件地遴选，即每类医用耗材选定一至三家供货企业，一般不应超过四家，但只有唯一生产企业的产品除外。医院根据遴选结果，依法与供货企业签订购销合同，并不得通过订立背离合同实质性内容的其他协议牟取不正当利益。

医用耗材的采购工作要按照遴选结果、根据临床申请及库存来安排，同时要做好采购记录，包括产品名称、注册证号、规格型号、生产企业、经销企业、物价定价、采购单价、采购数量、采购金额、采购日期、采购人、收费价格，以及产品相关生产信息（产品有效期、产品生产日期、产品批号或产品序列号等，植介入类医用耗材应有产品条形码）等。可单独收费的医用耗材应有医保编码。

相关库房建立完整的产品入库、验收、发放记录，应当有与在用医用耗材品种、数量相适应的贮存场所，并确保相关植介入类医用耗材信息具有可追溯性。医用耗材发放记录应包含产品名称、规格型号、生产企业、经销企业、采购单价、收费单价、领用及出库日期、领用部门、领用人、库房发放人、发放数量、发放金额，以及产品相关生产信息（产品有效期、产品生产日期、产品批号或产品序列号等，植介入类医用耗材应有产品条形码）等。

采购管理人员应遵守国家相关法律法规，遵守执业操守，不擅自采购、使用医用耗材，不收受回扣，不截留发票等。对植介入类医用耗材结算，应做到"一单一票"。

医院纪委要全程参与监督医用耗材采购相关工作，对照党风廉政建设要求，监督各项规章制度、流程规范的执行和落实，定期对医用耗材采购、使用等部门的人员进行廉政教育，发现问题要及时进行诚勉谈话。

（四）耗材使用管理

建立医用耗材使用基本目录。对使用目录外的医用耗材要从严管理，做到申请有指征、审批有依据、重复有限制。

医院设备委员会、医务处及人力资源处应注重临床、医技等部门人才培养，定期组织培训，建设专业化、职业化人才队伍，提高医用耗材使用综合能力，避免医师技术或能力问题造成的耗材浪费。

除急诊外，临床使用植介入类医用耗材，一般应至少在择期手术前二十四小时内向医学装备处提出申请，内容应包含申请部门、申请人、申请部门负责人、手术名称、病人姓名、床位号或住院号、手术使用主要医用耗材名称、生产企业名称等。

临床高值耗材实行严格审批制，单个病人一次性耗材总价格超过五万元、不足六万元的，须经科室主任审批；超过六万元、不足八万元的，须经医务处审批；超过八万元、不足十万元，须经分管院长审批；超过十万元的耗材须经院长审批（按规定一式三份，一份留存病史，一份交医用耗材管理部门，一份交医务部门）。同时，对血管内支架的国产比例做相应规定，鼓励科室优先使用国产耗材和低值耗材。

运用信息化手段，细化耗材管理，特别是对一些重点病种，如膝关节置换术、P关节（移动关节）置换术等进行信息化管理，建立与病种相关的植入耗材管理目标；建立相关病种的知识库，特别是耗材知识库；创建电子审批软件，嵌入医院 OA 系统并开通手机提醒功能，实现无纸化、信息化快捷审批。医院通过信息化手段，能够实现针对病种、手术及操作医生的相关联费用的实时监控，并定期进行分析反馈。

凡医疗、教学、科研、预防、保健等工作的植介入类医用耗材、一次性使用医用耗材、试剂等一律纳入一体化管理，不留盲区。

临床使用时，医护人员应认真核对植介入类医用耗材信息，及时、准确地记录植介入类医用耗材的使用情况，包括病人信息、产品名称、产品相关生产信息（如条形码）、规格型号、收费单价、使用数量、收费金额、使用日期、使用部门、使用人员、登记人员等，以保证有效追溯植介入类医用耗材。

医院要结合临床路径与单病种质量管理，科学、合理地设置医用耗材使用标准，规范使用指征管理。

医院要建立植介入类医用耗材使用评价、定期（一般不少于每季度一次）公示制度，对临床使用异常材料制定相应的调控措施。

对耗材使用费用明显超标或不合理使用耗材的医师开展约谈工作，不断提醒临床医生规范使用耗材，降低耗材占比。

三、采用多学科协作模式帮助患者快速康复

"双控双降"的有效措施是采用外科、麻醉科、营养科、康复科、护理学科等多学科协作模式，在术前、术中及术后应用各种已证实的有效的方法，减少手术应激反应，加速病人术后的康复。其目的是通过控制围手术期的病理生理反应，减少术后并发症，减轻病人的痛苦，促进病人康复，缩短平均住院天数，提高医疗质量，节省医疗费用。

（一）术前操作管理

快速完成术前检查及术前评估，推行门诊住院一体化管理。

组建各学科FTS（快速康复外科）团队，每个团队按病种管理。

术前教育，进行心理疏导，减少病人的焦虑和恐惧。

详细告知康复各阶段可能需要的时间。

告知病人术中无痛，术后也可做到几乎无痛。

告知早期口服进食及下床活动可促进康复，争取病人及家属的密切配合。

术前营养评估及干预。

术前禁食只需六小时，术前两小时口服百分之十葡萄糖溶液五百毫升；昏迷病人可以静脉使用葡萄糖溶液，以降低术后胰岛素抵抗的发生率，避免机体分解代谢亢进。

如无禁忌证，术前半小时给予单一剂量的地塞米松以减少恶心、呕吐及疼痛，也可以减轻炎症反应。

经术前教育，如患者仍紧张，心率偏快，给予口服β受体阻滞剂，可以减少患者交感神经兴奋，减轻心血管反应，从而减少术后心脏并发症。

（二）术中操作管理

术中要特别注意保温，理由是术中低温会使患者在复温过程中产生应激反应，损害凝血机制以及白细胞功能，增加心血管负担等。术中及术后早期的保温能够减少术中出血、术后感染、心脏并发症，以及降低分解代谢作用，可通过使用加温手术床、输液加热、胸腹腔等冲洗液加热、控制手术室温度、盖棉被等措施加温。

麻醉方式选择：尽量选择"胸段硬膜外麻醉＋区域阻滞麻醉"，或者是"全麻＋硬膜外＋区域麻醉"等复合麻醉方式，减少手术引起的神经及内分泌代谢应激反应，减轻心肺负担，减少术后肠麻痹，更加有效地止痛。

麻醉药物的选择：使用起效快、作用时间短的麻醉剂，如七氟醚、地氟烷等，以及短效的阿片类药物，从而保证病人在手术后能够快速清醒，减少术后肠麻痹，有利于术后早期活动。

控制术中输液量：使用硬膜外麻醉时可能引起血管扩张，导致血管内容量相对不足，应酌情使用血管收缩药物，避免过度输液。

手术方式选择：鼓励开展微创手术，减少组织损伤及炎症反应，从而减轻术后的应激反应。

合理使用引流管：不主张长时间放置各种引流管，对伤口周围引流管、鼻胃管、导尿管、气管插管等各类导管，应根据不同的手术及病人的实际情况，选择性地使用，而不作为常规使用。条件好的病人，可以实施术后无管化管理。

手术时间控制：无论是微创还是非微创手术，主刀医生都必须熟练掌握手术技巧和技能，手术操作轻柔、细致，有效控制手术暴露时间、麻醉时间，控制术中出血量。

（三）术后操作管理

术后早期仍需要保温，减少术后应激反应。

充分止痛治疗是快速康复计划中的一个重要环节，也是有利于早期下床活动及早期口服营养的必要前提。可以多模式止痛及使用非甾体抗炎药，有条件的病人可以持续硬膜外止痛二十四至二十七小时。

应用吗啡受体拮抗剂，可减少术后的恶心、呕吐及肠麻痹等情况。

加强护理及观察，一旦病人有异常情况，及时报告医生团队、及时评估、尽早干预。

加强术后健康教育及心理护理，通过暗示、分散注意力、听音乐等方法减轻疼痛，消除各种顾虑，鼓励病人早期喝水、早期进行肠内营养，以降低高分解代谢，减少感染并发症，促进康复，缩短住院日。早期口服饮食并不会提高吻合口疝或吻合口瘘的发生率。

鼓励并协助病人早期下床活动，术后长期卧床将加速肌肉流失，降低肌肉强度，影响肺功能及组织氧合能力，加重静脉淤滞及血栓形成。术后当天或第一天即鼓励并协助患者下床活动，一天累计活动时间不小于两个小时，逐日增加。

尽早拔除引流管，多数病人二十四小时内可以拔除导尿管。严格控制术后输液量，包括预防用抗生素量。

术后营养师的营养指导。

术后康复师的康复指导。

建立出院病人跟踪随访数据库，统计三十天内重复入院率。

四、病种医疗成本控制管理

在"双控双降"的前提下，控制成本，提高效益尤为重要。医院在进行成本核算的基础上，应探索并开展病种医疗成本控制管理，抑制过度医疗，降低医疗费用，促进医院管理，保证医疗质量，提升效益。

病种医疗成本核算是指在科室成本核算的基础上，以病种为核算对象，对医疗服务过程中的各项实际耗费进行分类、记录和归集，形成病种成本。以髋关节置换术为例，对每个病人从入院到出院期间的每一个诊疗服务流程进行规范，对每一个诊疗服务流程中所耗用的人、财、物进行实际测算，从而得出标准化的病种成本，便于分析、评价、比较和考核，营造以节约费用为荣、浪费费用为耻的医院文化，奖优罚劣。

以国家卫健委出台的临床路径为蓝本，探索制定每个病种的规范化诊疗方案。

以病种临床路径所需医疗服务项目及本地医疗收费标准为依据，进行病种医疗成本测算。

病种成本核算：包括诊疗某一病种所耗费的药品成本，卫生材料成本及诊疗项目成本（化验费、检查费、病理费、治疗费、手术费、诊疗费、护理费、床位费）。

病种收入核算：包括诊疗某一病种所产生的药品收入，卫生材料收入及诊疗项目收入（化验费、检查费、病理费、治疗费、手术费、诊疗费、护理费、床位费）。

病种标准费用核定：在病种成本核算及病种收入核算的基础上，确定医院的优质病种，并下达各科室结构化的病种费用指标。

对标准病种费用实行信息化管理，通过病种费用智能化模块实时干预医生诊疗行为。

病种费用分析：每月对病种组的费用进行分析，与全市同级别医疗机构比较、与医保单病种指标比较，找出差距；从病种医疗费用角度，找出应该控制的费用项目，找出成本控制的重点，从而降低经营成本，指导临床工作，提高医院的经济效益。

病种费用考核：导向是激励科室加强医疗质量管理，迫使科室为获得利润主动寻找成本最优的临床路径,并尽可能地缩短住院天数;促使医院加强对病人诊疗过程的管理,促进疾病诊疗的规范化,提高服务质量;减少诱导性医疗费用支出,有效地控制医疗费用的不合理上涨。以髋关节置换为例,与病种标准费用进行比较,节约的药品费用及卫生材料费用分别按百分之五十奖励给病种团队;超标部分也各按百分之五十扣奖。

参考文献

[1] 常华军. 现代医院管理新论 [M]. 北京：改革出版社，1997.

[2] 何小琼. 政府会计制度下 Z 医院的精细化成本管理研究 [D]. 赣州：赣南师范大学，2021.

[3] 蒋飞. 现代医院管理精要 [M]. 北京：科学技术文献出版社，2019.

[4] 刘畅，刘朗，徐睿，等. 公立医院管理会计体系建设影响因素研究 [J]. 中国医院管理，2021，41（05）：
    72-75.

[5] 刘玮璐. 医院管理人员职业化研究概述 [J]. 质量与市场，2022（13）：187-189.

[6] 罗蕾，何剑. 医院管理人才队伍发展探讨 [J]. 中国卫生人才，2022（07）：56-59.

[7] 秦环龙，范理宏. 现代医院管理实用操作指南 [M]. 上海：上海三联书店，2017

[8] 宋萌枝. 我国现代医院管理制度保障机制的研究进展 [J]. 名医，2022（10）：62-64.

[9] 谭志敏，杨士进. 现代医院管理概论 [M]. 济南：黄河出版社，1996.

[10] 田玲芝. 医院管理现代化和建立现代医院档案管理新模式 [J]. 兰台内外，2021（20）：34-36.

[11] 王惠慈. 现代医院管理综合统计学 [M]. 北京：中国统计出版社，1993.

[12] 王继法. 中医医院管理与评审 [M]. 北京：中国医药科技出版社，1994.

[13] 熊巨全，董军. 医院管理与医学统计 [M]. 北京：人民军医出版社，2001.

[14] 徐立新，陈海龙. 医院管理评价指南操作实务手册 [M]. 哈尔滨：黑龙江科学技术出版社，2006.

[15] 薛迪. 医院管理理论与方法 [M]. 上海：复旦大学出版社，2010.

[16] 叶政书，汪良吉. 基层医院管理与改革 [M]. 成都：四川科学技术出版社，1997.

[17] 叶政书. 医院管理新编 [M]. 哈尔滨：黑龙江科学技术出版社，1991.

[18] 袁惠章，陈洁. 现代医院管理简明教程 [M]. 上海：中国纺织大学出版社，1996.

[19] 周思婕. 公立医院临床科室的多工具绩效管理优化研究 [D]. 华东政法大学，2021.

[20] 朱红红. 现代医院管理制度下医院绩效管理研究 [J]. 财经界，2021（34）：98-99.

[21] 朱文锋. 医院可持续发展视角下的医院成本核算管理研究 [D]. 南昌：江西财经大学，2020.

[22] 朱朱，王震. 实用医院管理手册 [M]. 南京：东南大学出版社，1991.